河南省重点图书

全国高等学校教材

供临床、预防、口腔医学专业使用

医院感染预防与控制

主审◎郭　磊

主编◎阎　颖　张思森　贾美云

郑州大学出版社

图书在版编目(CIP)数据

医院感染预防与控制／阎颖，张思森，贾美云主编. -- 郑州：郑州大学出版社，2024.7

ISBN 978-7-5773-0372-7

Ⅰ.①医… Ⅱ.①阎…②张…③贾… Ⅲ.①医院－感染－预防（卫生）－教材②医院－感染－控制－教材 Ⅳ.①R197.323

中国国家版本馆 CIP 数据核字（2024）第 102168 号

医院感染预防与控制

YIYUAN GANRAN YUFANG YU KONGZHI

策划编辑	陈文静	封面设计	苏永生
责任编辑	陈文静　苏靖雯	版式设计	苏永生
责任校对	许久峰	责任监制	李瑞卿

出版发行	郑州大学出版社	地　址	郑州市大学路 40 号（450052）
出 版 人	孙保营	网　址	http://www.zzup.cn
经　销	全国新华书店	发行电话	0371-66966070
印　刷	新乡市豫北印务有限公司		
开　本	787 mm×1 092 mm　1 / 16		
印　张	7.75	字　数	191 千字
版　次	2024 年 7 月第 1 版	印　次	2024 年 7 月第 1 次印刷

书　号	ISBN 978-7-5773-0372-7	定　价	29.00 元

作者名单

主　　审　郭　磊

主　　编　阎　颖　张思森　贾美云

副 主 编　刘　娟　王亚莉　孙渭歌　刘　琛　席一榕

编　　委　（以姓氏笔画为序）

王文文　河南中医药大学人民医院/郑州人民医院

王亚莉　河南中医药大学人民医院/郑州人民医院

付中华　河南中医药大学人民医院/郑州人民医院

刘　娟　河南中医药大学人民医院/郑州人民医院

刘　琛　河南中医药大学人民医院/郑州人民医院

刘晓萍　河南中医药大学人民医院/郑州人民医院

孙渭歌　河南中医药大学人民医院/郑州人民医院

李　众　河南中医药大学人民医院/郑州人民医院

张思森　河南中医药大学人民医院/郑州人民医院

张智慧　河南中医药大学人民医院/郑州人民医院

陈志霞　河南中医药大学人民医院/郑州人民医院

郑方兰　河南中医药大学人民医院/郑州人民医院

贾美云　河南中医药大学人民医院/郑州人民医院

夏晓红　河南中医药大学人民医院/郑州人民医院

徐陈元　河南中医药大学人民医院/郑州人民医院

郭　磊　河南中医药大学人民医院/郑州人民医院

郭东玲　河南中医药大学人民医院/郑州人民医院

席一榕　河南中医药大学人民医院/郑州人民医院

席丽娟　河南中医药大学人民医院/郑州人民医院

唐　煜　河南中医药大学人民医院/郑州人民医院

阎　颖　河南中医药大学人民医院/郑州人民医院

程慧娟　河南中医药大学人民医院/郑州人民医院

学术秘书　郭东玲

序言

　　医院感染预防与控制始于匈牙利产科医生塞麦尔维斯，他不忍看到产妇遭受产褥感染的折磨并大量死亡（死亡率10%～20%）而决定一探究竟，经过认真调查研究，在人类尚未认识微生物的时期就发现了手卫生与产褥感染的关系，即医生接生前不洗手是造成产褥感染传播的主要原因。当时医学界对于产褥感染束手无策，一部分医生面对死亡的产妇深感内疚但无能为力，但更多的医生则认为产妇死亡是因为"瘴气"和"彗星运动"，好像跟自己一点关系都没有，对于用消毒剂洗手就能有效预防产褥感染更是嗤之以鼻。如今，术前外科医生或接产前的助产士认真洗手都已成为医疗常规要求，可又有谁会想到仅仅是洗手这样一个今天看似无比寻常的操作背后，竟有如此不寻常的由来。

　　医院感染会加重病情，延长住院时间，增加诊疗费用，严重者直接影响患者预后。因此感染防控对每个医学生都是特别重要的一块医学知识拼图。随着现代医学技术的发展，医院感染防控面临严峻的挑战——难以预见的新病原体感染、难以遏制的多重耐药菌、难以避免的侵入性操作和导管相关感染等，都已成为每一位医生行医时必须面对的挑战。知识就是力量，感染防控知识就是预防和控制感染的力量，如果遇到了感染防控问题而没有相应的知识技能储备，要么会陷入手足无措的窘境，要么会像那些两百年前的产科医生一样，找一个全不相干的理由自我安慰。

　　本教材涵盖了临床医师必备的感染防控基本理论、基本知识和基本技能，书中案例皆为真实历史事件，有助于医学生理解和掌握医院感染防控知识与技能，为以后在临床工作中落实医院感染防控措施储备必须的知识与技能。本教材可供临床医学、预防医学、口腔医学等专业本科生使用，同时亦可供新入职的感染防控专职人员学习使用。

　　在医学本科中进行医院感染预防与控制教育刚刚起步，仍有许多问题需要探索，包括教材建设、教学研究和教学效果的评价等。

中南大学湘雅医院医院感染控制中心主任医师
中华预防医学会医院感染控制分会主任委员

2024年2月

前言

文艺复兴之后,医院作为一个集中治疗患者的场所,从成为社会医疗的主要形式开始,医院感染的问题就应运而生。伴随着社会经济的发展,科学技术的进步和人民群众医疗需求的增加,医院正在向规模化、效率化、流程化、模块化的趋势发展,医疗技术日新月异,诊疗水平不断提升。但随之而来的是医院感染问题也变得更加复杂化、隐匿化。医生、护士、学生、保洁、第三方维修保障、社会公益组织等,参与医院诊疗活动的元素越来越多,变化越来越快,让医院感染的预防与控制环节变得复杂多变。

医务人员是感染防控的实践者,对医院感染相关知识的掌握、态度及相关措施的依从性对医院感染的预防与控制具有重要意义。医学生作为医疗队伍的后备力量,承担了大量临床工作,从事着基础的诊疗操作,与患者的直接接触最为频繁。然而,调查研究显示,大多数医学生对医院感染相关知识掌握较少且不系统,医院感染防控核心素养和关键能力缺乏。究其原因,可能是目前大多数医学院校在临床理论及实践教学中,医院感染预防与控制相关知识未被列入教学计划,也未设立医院感染相关独立课程。医学生只有在进入临床见习、实习及工作后,才能仅靠岗前培训和在职培训获得医院感染预防与控制知识,使其极易成为引发医院感染的隐患群体,也不利于其综合医疗水平的提升。

高等医学院校开展感染教育课程在促进医学生构建系统性院感知识体系、夯实理论基础、培养职业素养和能力,尤其在医学生感染控制观念和意识的塑造方面都发挥着不可替代的作用,为其走上工作岗位从事诊疗工作、应对传染病的暴发或大流行、做好医院感染防控工作奠定基础,也为各级医疗机构感染预防与控制工作顺利开展提供保障。将医院感染预防与控制课程列入大、中专医学院校的必修课程之中,且针对临床、护理、医学工程、公共卫生等不同专业、不同层次编写教材势在必行。

本教材从医院感染的发展历史讲起,涵盖了医院感染监测,常见医院感染的防控,重点环节、重点部位、普通科室医院感染防控,多重耐药菌防控,医务人员职业防护,医疗废物管理等内容,每个章节配套教学PPT,希望能够为医学生培养良好的感染防控意识并积累丰富的理论知识,为学生顺利走进临床,成为一名优秀的医生做好坚实的后盾。

书中难免存在不足与疏漏之处,请读者多提宝贵意见,不断修订使之完善。

编者
2024 年 2 月

目录

第一章 绪论 ……………………………………………………… 001

第一节 医院感染预防与控制发展史 …………………………… 001

一、概念 ………………………………………………………… 001

二、发展简史 …………………………………………………… 003

三、挑战与发展 ………………………………………………… 008

第二节 暴发、流行与大流行 …………………………………… 008

一、概念 ………………………………………………………… 009

二、暴发 ………………………………………………………… 010

三、流行 ………………………………………………………… 010

四、大流行 ……………………………………………………… 012

第二章 感染预防与控制 ………………………………………… 014

第一节 医院感染病例监测与上报 ……………………………… 014

一、概念 ………………………………………………………… 014

二、医院感染监测内容 ………………………………………… 015

三、医院感染监测管理要求 …………………………………… 016

第二节 常见医院感染的预防与控制 …………………………… 016

一、常见医院感染流行病学特点 ……………………………… 017

二、常见医院感染预防与控制核心措施 ……………………… 017

第三节 普通科室医院感染预防与控制 ………………………… 019

一、病区场所、配置 …………………………………………… 019

二、建筑布局 …………………………………………………… 020

三、普通病区感染管理要求 …………………………………… 021

第四节 重点部门医院感染预防与控制 ………………………… 024

一、重症医学病房感染预防与控制 …………………………… 024

二、手术室感染预防与控制 …………………………………… 026

三、口腔科感染预防与控制 …………………………………… 028

四、内镜诊疗中心(室)感染预防与控制 …………………… 031

五、发热门诊感染预防与控制 ………………………………… 033

第五节 重点部位医院感染预防与控制 ………………………… 035

一、器械相关感染医院预防与控制 …………………………… 035

　　二、手术部位医院感染预防与控制 ·· 042

第六节　中医医疗技术相关性感染预防与控制 ······················· 047
　　一、常见中医医疗技术及感染风险 ······································ 047
　　二、中医医疗技术相关性感染预防与控制 ····························· 048

第三章　细菌耐药性与标本送检 ·· 052
第一节　细菌耐药性与抗菌药物合理应用 ······························· 052
　　一、细菌耐药性 ··· 052
　　二、抗菌药物滥用 ·· 053
　　三、抗菌药物合理使用 ·· 054

第二节　常见临床感染标本采集方法与注意事项 ····················· 057
　　一、临床微生物标本的采集原则 ·· 057
　　二、常见临床感染标本的采集方法与注意事项 ······················ 059
　　三、微生物标本质控 ··· 067

第三节　多重耐药菌医院感染预防与控制 ······························· 068
　　一、概念 ·· 068
　　二、现状 ·· 068
　　三、医院感染防控策略 ·· 069

第四章　感染防控临床综合应用 ·· 072
第一节　标准预防与个人防护 ·· 072
　　一、标准预防 ·· 072
　　二、个人防护 ·· 074

第二节　职业暴露处理 ··· 079
　　一、概念 ·· 079
　　二、医务人员职业暴露的危险因素 ······································ 079
　　三、医务人员职业暴露的现场处理 ······································ 080
　　四、医务人员职业暴露监测 ·· 081

第三节　临床感染高风险操作技能详解 ···································· 086
　　一、临床感染高风险操作规程 ··· 086
　　二、临床常用操作技能的感染防控要点 ································· 091

第四节　医疗废物管理 ··· 092
　　一、概念 ·· 092
　　二、医疗废物管理相关法律法规 ·· 093
　　三、医疗废物管理的总体原则 ··· 093
　　四、医疗废物处置方法 ·· 094

第五章　特殊类型感染的预防与控制 ······································ 099
第一节　经血传播病原体的常见类型及防控策略 ····················· 099
　　一、概念 ·· 099
　　二、常见经血传播病原体 ··· 099

三、常见原因与防控策略 ··· 100

第二节 医疗机构水源性感染的常见类型及防控策略 ························· 101

一、概念 ·· 101

二、医疗机构供水系统的特点 ·· 102

三、医疗机构水源性感染的特点 ·· 102

四、医疗机构水源性感染的常见类型与防控策略 ···································· 103

第三节 突发公共卫生事件中医院感染的预防与控制 ························· 105

一、概念 ·· 105

二、突发公共卫生事件的分级 ·· 106

三、突发公共卫生事件中医院感染的防控 ·· 107

主要参考文献 ·· 109

第一章 绪 论

第一节 医院感染预防与控制发展史

本节PPT

♦【学习目标】

1. 掌握医院感染预防与控制发展的相关概念。
2. 掌握医院感染预防与控制的里程碑事件。
3. 熟悉医院感染预防与控制意识的觉醒、面临的挑战及未来发展方向。

医院感染是伴随着医院这个主体建立而产生的,并随着医院的发展变化而不断变化。医院感染预防与控制发展简史是人类与医院感染斗争的历史,也是人们不断认识医院感染,了解医院感染,预防和控制医院感染的历史。了解这段历史对于认识医院感染和控制医院感染具有重要意义。

一、概念

(一)医院感染概念

医院感染是指住院患者在医院内获得的感染,包括在住院期间发生的感染和在医院内获得出院后发生的感染,但不包括入院前已开始或入院时已处于潜伏期的感染。医院医务人员在医院内获得的感染也属于医院感染。

从定义上看,有几个关键词,"住院患者""医院内获得""住院期间""医务人员",主要是指住院患者和医务人员在住院期间因医疗行为新获得的感染。需要注意的是,广义的医院感染还应包含门急诊就诊患者在诊疗过程中新获得的感染,如血液透析门诊患者在血液透析过程中获得血流感染,门诊手术患者因器械污染等原因造成的手术部位感染等。此外,陪护和探视人群在医院环境中新获得的感染也包括在内。

(二)医院感染判定原则

由于造成医院感染与社区感染的病原体不同,且病原体的细菌耐药性差异较大,因此区分是医院感染还是社区感染,对后续的治疗有明确的价值。

医院感染应根据临床表现、流行病学调查、影像与实验室检查等综合信息进行判断。当住院患者出现以下情况时应判定为医院感染。

(1)无明确潜伏期的感染,规定入院48 h后发生的感染为医院感染,如呼吸道感染、尿路感染、血流感染等。有明确潜伏期的感染,自入院时起超过平均潜伏期后发生的感染为医院感染。如水痘的潜伏期为10~24 d,平均潜伏期14~16 d,当患者住院时间超过平均潜伏期16 d后发生的感染,则可判定为医院感染,而不必超过最长潜伏期24 d。

(2)本次感染直接与上次住院有关。如接受髋关节置换手术的患者,出院时未发生感染,出院后1个月内发生手术部位感染再次入院接受治疗。

(3)在原有感染基础上出现其他部位新的感染(除外脓毒血症迁徙灶),或在原感染已知病原体基础上又分离出新的病原体(排除污染和原来的混合感染)的感染。需注意的是,由于有菌部位的标本极易污染,培养出的不一定是真正的致病菌,判定时,还需结合患者的临床表现及其他检查检验项目综合判定。

(4)新生儿在分娩过程中和产后获得的感染。

(5)医务人员在医院工作期间获得的感染。

当出现以下情况时,不属于医院感染。

(1)皮肤黏膜开放性伤口只有细菌定植而无炎症表现。

(2)由于创伤或非生物性因子刺激而产生的炎症表现。

(3)新生儿经胎盘获得(出生后48 h内发病)的感染,如单纯疱疹、弓形体病、水痘等。

(4)患者原有的慢性感染在医院内急性发作。

(三)医院感染预防与控制基本原则

医院感染的发生需要感染原、传播途径和易感人群三个要素,缺一不可。医院感染预防与控制通常围绕着这三个要素展开,即隔离感染原、切断传播途径、保护易感人群。

1.隔离感染原　常见的感染原包括医院感染患者及病原携带者,污染的物体表面、水、医疗器械等医院环境,内源性细菌(正常部位的定植细菌发生移位)。主要通过物理隔离感染患者及病原携带者、正确处置医疗环境与器具等措施防范外源性感染原。

2.切断传播途径　常见的传播途径有三种,即空气传播、飞沫传播、接触传播。疾病可通过某种或多种途径进行传播。如细菌感染通过接触传播,新型冠状病毒感染则主要通过飞沫传播,除此之外,也可通过接触传播。主要的预防与控制原则为在标准预防的基础上针对不同传播途径实施相应的防控措施,如贯彻手卫生制度、正确使用防护用品、安全注射等。

3.保护易感人群　住院患者是主要易感人群,尤其是接受侵入性操作、低龄/高龄、长期应用抗菌药物、免疫力低下的患者等。通常通过采取对患者和医务人员双向防护的原则,必要时实施物理隔离等保护易感人群。

二、发展简史

(一)医院感染预防与控制意识的觉醒

最初医院出现时,条件很差,医院感染非常严重,在 18 世纪之前,虽然有医院感染的问题,但对其缺乏认识和记载,因为那时医院常被用来收容传染病患者,或为社会经济水平较低的人提供医疗服务。欧洲在 16—17 世纪出现近代和现代医院,当时的医院感染问题已经初显,18 世纪末期,巴黎有一家拥有 1000 张病床的医院(Dieu 医院),医务工作者在进行伤口换药时,用 1 块纱布连续地为很多患者清洗伤口,结果造成所有患者的伤口都发生感染,该院患者截肢后的死亡率达 60%,产褥感染更常见,关于 Dieu 医院的记述是:"那是一个最大的医院,同时也是一个最富有和最可怕的医院。"1771 年,英国曼彻斯特医院规定,每位患者在住院时要有一条干净的床单,至少 3 周清洗 1 次,两个患者不能共用一张病床,这对感染控制起到很大作用。

文艺复兴之后,医院成为社会医疗的主要形式,医院感染的问题逐渐被认识。当时交叉感染在医院肆虐,造成患者巨大痛苦和大量的死亡,而医务工作者只能看到现象,却不知所措。此时出现了一些医务人员,通过自己在日常诊疗中的观察,采取了一些现在看来很简单,但在当时的医学主流认知中很疯狂的措施,取得了突破性成果,让医院感染得到有效控制。

1. 手卫生意识的觉醒　医院感染造成的损失最大、问题最严重和研究最多的是产褥感染。18 世纪末开始建立产院,产院的病死率(主要由于产褥感染)极高。当时《泰晤士报》写道"产院是引导产妇走向死亡之门"。一些中产阶级以上的人,宁愿在家分娩也不肯去医院冒险。匈牙利产科医师塞麦尔维斯对产褥感染进行了系统研究,发现产褥感染可以通过双手传播。

美国医生,诗人奥利弗·温德尔·霍姆斯最早记载了产褥感染是一种传染病。他采取了一些预防措施降低了感染,但并没有引起当时医务界的注意。对产褥感染研究贡献最大的是塞麦尔维斯,当时他被任命为维也纳总医院产科主任,这是欧洲当时最大的产科。

当时有些经济条件不佳的人来维也纳总医院就医,在入院时要填一张免交医疗费用的表,但要同意做医学生和助产士的实习对象。

当时维也纳总医院的临产病房分为相邻的两部,Ⅰ部为医学生实习用;Ⅱ部为助产士实习用。住院产妇轮流被收入 Ⅰ部或Ⅱ部。塞麦尔维斯首先注意到 Ⅰ部有 10% 产妇死亡,而Ⅱ部只有 3% 产妇死亡。

他分析了产生这一差别的原因,首先他批驳了产褥感染的瘴气学说,因为相邻的产科两部没有环境上的差别。进而又否定了患者拥挤说,因为产妇密度与死亡率无关,而且当时Ⅱ部更为拥挤,因为很多人知道Ⅰ部死亡率高,要求进入Ⅱ部。他对产妇的社会经济条件、食物、水、被服及通风等因素都做了分析,结果 Ⅰ、Ⅱ部极其相似。Ⅰ部和Ⅱ部在分娩姿势上有所不同,Ⅰ部惯取仰卧位,Ⅱ部则惯取侧卧位。塞麦尔维斯将Ⅰ部改成侧卧位接产,结果死亡率并不下降,因而否定了这个因素。

对塞麦尔维斯建立产褥感染假说有重要意义的是他的朋友——法医病理专家雅各布·科勒列奇卡教授,他在进行尸检时被一个学生的刀子刺破了手,发生急性感染而死亡。塞麦尔维斯发现科勒列奇卡的尸体剖检结果与产褥感染死亡患者相同。于是他指出"引起死亡的原因并非伤口本身,而是伤口被尸体材料感染"。塞麦尔维斯根据这一假说分析了他观察的全部资料,Ⅰ部死亡率之所以高,是因为Ⅰ部实习医生做尸检,而Ⅱ部助产士不做尸检。

塞麦尔维斯还观察到一个医学生检查一位子宫癌患者后,又为12位产妇接生,结果其中11名发生产褥感染。塞麦尔维斯又提出,"产褥感染不但经尸体材料传播,也可以经活着的患者的坏死材料传播"。后来他又发现产褥感染的暴发与再次使用污染的被服有关。最后他在实验室中将产褥感染材料放到刚产仔的家兔阴道和子宫中,引起了家兔死亡。他在回顾调查过去产褥感染的发病情况时,发现在维也纳解剖学院成立之前产褥感染很少,而在强调了尸体解剖在医学上的重要意义以后的时期中,产褥感染发病率急剧上升。

塞麦尔维斯根据他的假说,于1847年5月15日提出了一项规定:所有做完尸检的医生或医学生,要在漂白粉(含氯石灰)溶液中刷洗手至手上的尸体味消失为止。这项措施收到了显著效果。塞麦尔维斯这项重要研究成果于13年后发表,题为"产褥感染的病原学、观点和预防"。

2.环境清洁消毒意识的觉醒　护理学创始人南丁格尔女士的故事,相信大家都是耳熟能详的,她强调医院卫生条件在减少患者死亡中的作用,建立了医院管理制度,加强护理,做好清洁卫生,采取隔离传染患者、病房通风等措施,对于减少伤病员的病死率做出了关键的贡献。

19世纪中叶,英国和俄国之间爆发了克里米亚战争,南丁格尔带着38名护士上前线战地医院支援。而当时的战地医院情况堪称"地狱"。

在克里米亚战争之前,大英帝国经历了40年的和平,对战争早就失去了警惕。很多士兵都是临时征召的,只训练了60 d就被扔上了战场。再加上当时的武器技术快速发展,面对效率更高的杀人机器,英国的新兵伤亡惨重。

在受伤之后,伤员也得不到很好的治理。战地医院缺少麻药,根本无法为伤员止痛,而且医院藏污纳垢,老鼠横行,卫生条件十分糟糕。南丁格尔观察到一件事,英国士兵最大的杀手,并不是敌人的武器,而是受伤之后没有得到及时救治的感染和并发症。

更糟糕的是,英国当时的官僚,一点都不在乎士兵的死活。南丁格尔当时想争取3万件衣服帮助伤员过冬,光是这件事就需要一个委员会表决通过。在这期间,被冻死的伤员不计其数。

南丁格尔自掏腰包改建医院,改善伤员的生活环境和医疗环境,整顿手术室和食堂,让之前只能容纳1700人,4个人还得挤一张床铺的战地医院,变成可以容纳4000人的规模。英军的死亡率从40%降到了2%。

3.无菌技术意识的觉醒 19世纪,外科术后感染一直是一个严重的医院感染问题,术后的脓毒症非常普遍。法国微生物学家巴斯德在显微镜下发现了微生物,并采用了加热消毒等方法减少微生物的数量,从而控制感染。英国的李斯特对巴斯德的研究非常感兴趣,他认为巴斯德已证明空气中含有大量微生物,发酵和腐败都是微生物生长繁殖的结果。李斯特受此启发,指出伤口的化脓也是微生物感染的结果,因此,将微生物杀死,应该可以感染预防。他成功地使用了苯酚(石炭酸)来消毒伤口和医生的手,同时还使用苯酚喷雾来杀灭空气中的微生物。根据李斯特的无菌原则,在外科手术中凡与伤口接触的器具和物品都必须是经过灭菌的。他提倡在进行手术或更换敷料时,用石炭酸溶液喷雾消毒空气,使用石炭酸浸湿的纱布覆盖伤口预防感染,患者的皮肤、医生的手、使用的器械都用稀释的石炭酸溶液消毒,通过这些措施,因手术部位感染死亡的病死率从45%下降到15%。

我国的医学界从古以来都面临一项难题,那就是生产,伴随着新生儿降临的喜悦,居高不下的死亡率让人望而生畏。提起生产,常常伴随着"一只脚踏进鬼门关"的评论,其凶险程度不言而喻。中国协和医院的杨崇瑞女士大力普及新式接生法,接生者剪指甲,洗净手并消毒,生产用具洗净消毒并按规定操作。如今我国孕产妇死亡率已降低至18.3/10万,与最发达的国家已相差无几。

我们的故事,从一封信开始。

1924年,一位三河县(今河北省三河市)的乡民写信给北京协和医院说:"你们外科治得好,不知要生产安全,使孩子不死,可吃什么药?"外科的人员看了信之后,把信件转给当时协和公共卫生科主任——兰安生。接到信后,兰安生立刻联合当时的妇产科几名医生组成调查团,计划对三河县和遵化县(今河北省遵化市)进行了一次新生儿破伤风的调查。

时至今日,也不是每一个产妇都能享受到很高水准的接生服务。对于当时中国的产妇,尤其是住在乡村的产妇,接生只能请当地的接生婆。北京协和医院当时的妇产科主任英国人马士敦曾经这样描述接生婆可怕的接生过程:"在距离北京不远的一个村子里,有一个小有名气的接生婆。她身体畸形,靠手和膝盖行走。人们看着她从地上爬起来,在衣服上蹭蹭双手,然后不做进一步的准备,就开始了阴道检查。更夸张的是,这个接生婆从来不把自己的指甲修剪干净。我们的病房中常有些患者,在来医院看病之前,阴道壁就被肮脏的指甲划伤。"

兰安生一行人这次调查发现,当地孕产妇的死亡率高达15‰,而新生儿的死亡率更是惊人地高达300‰,是同时期英国的5倍。而且这还是在北京附近的乡村,在那些更加贫困的山区和村落,情况只会比这更糟,粗略估算,每日死亡的产妇有五六百人,真可谓是触目惊心。

当时的杨崇瑞,志向还是做一名妇产科的临床医生,但是这次调查的经历在杨崇瑞心中埋下了一颗种子。1925年,杨崇瑞获得前往约翰斯·霍普金斯大学进修的机会,临行前,兰安生询问杨崇瑞是否愿意去加拿大公共卫生科和妇产科参观学习,杨崇瑞欣然应允,兰安生非常高兴,亲自为杨崇瑞安排奖学金,因为他知道,杨崇瑞心中那颗种子,可能就要破土而出了。

杨崇瑞在进修期间，展现出了卓越的妇产科医师水准，约翰斯·霍普金斯医院妇产科的权威教授威廉士，盛赞杨崇瑞是他最优秀的两名学生之一，如果继续做一名妇产科医生，杨崇瑞一定会有光明的未来。但是外出游学的经历让杨崇瑞有了新的感悟，她认为对于当时积贫积弱的中国，公共卫生是一条保障民族健康的捷径，比医疗更能积极预防疾病。

1927回国后，杨崇瑞毅然转做公共卫生科讲师，同时兼任第一卫生事务所保健科主任。1928年，杨崇瑞致信《中华医学杂志》编辑，第一次公开呼吁将助产士专业合法化，在《产科教育计划》中，杨崇瑞写道：

"我国死亡率之多，其故为何？不外乎助产者缺乏产科知识耳。"

"一不明产科生理与病理之别，无术辨别于前，自不能救急于后。似此情形，果有难产，欲求产妇之不死何可得哉？"

"二不知消毒灭菌之法，致产妇发生产褥感染，或婴儿发生破伤风而死者不鲜。"

"三不知饮食卫生之法，使产母在孕期产期产后期调养失宜，婴儿则乳养失宜，因而丧命者不知凡几。"

在杨崇瑞积极地奔走呼吁之下，1929年北平国立第一助产学校成立，并定下了"牺牲精神，造福人群"的校训。到1937年日本全面侵华，国内共创办了助产学校54处，毕业学生2000余人，除正规学校教育之外，还训练了旧式接生婆3000余人。杨崇瑞希望通过助产学校，培养出一批专业的人才，可以担负起各省市助产学校师资和领导妇幼卫生机关的工作。在助产前修剪指甲、清洁双手，正确地给新生儿洗澡、系脐带、点预防眼药。这些看起来简单、平凡的公共卫生措施，却比高难的临床技术拯救了更多的婴儿。

（二）医院感染预防与控制的里程碑事件

医院感染随着医院现代化的发展，不断改变着特点，也不断增加威胁。

1. 国外医院感染预防与控制的里程碑事件　1928年弗莱明发现了青霉素，并于1943年在美国投入生产和使用，1946年青霉素被广泛运用于临床。抗生素的不断发现使医院感染问题一度缓解，但也相应地削弱了医务人员对于无菌技术和消毒技术的重视。同时，在大量使用抗菌药物过程中不断产生耐药菌株，使医院感染具有由耐药菌株引起的特点。

青霉素应用于临床之后，在很短的时间内即出现了耐青霉素的金黄色葡萄球菌，主要是由于金黄色葡萄球菌产生青霉素酶，青霉素酶能够灭活青霉素，从而对青霉素类药物耐药。在20世纪50年代这种耐青霉素的金黄色葡萄球菌在欧美医院内引起医院感染暴发。由于缺乏有效的治疗药物，只能依靠感染控制措施来预防感染，如执行严格的消毒隔离制度、对外环境的微生物学监测、发现和治疗医护人员中葡萄球菌的带菌者、强调无菌操作制度，并要求将葡萄球菌医院感染向医院感染控制委员会报告等措施来预防耐药金黄色葡萄球菌感染。采取这些措施使耐青霉素金黄色葡萄球菌感染得到部分控制，从而建立了现代医院感染管理的雏形。

20世纪60年代初期，随着耐青霉素酶的甲氧西林与苯唑西林的应用，临床又出现了耐甲氧西林金黄色葡萄球菌（MRSA）感染，并在医院内流行或暴发，感染控制显得更加重要。随之而来的是由于免疫低下患者增多等因素,"条件致病菌"(在正常免疫情况下不致病的细菌)医院感染增加,使医院感染控制面临更多的挑战。于是美国1963年又召开了医院感染学术会议。会议上提出了控制办法,建议应用流行病学方法建立医院感染监测系统,并强调了对医护人员进行感染控制教育的重要性。

随着医学技术不断发展,医院感染防控的难度也在增加。如器官移植技术,到20世纪70年代后期,由于有效的免疫抑制剂的出现,使器官移植有一个新的飞跃,但是它也给医院感染带来了新的特点,即机体免疫机制受到严重抑制,机会致病菌成为最棘手的医院感染病原菌;再如为诊断和治疗目的而采用的各种侵入性操作(各种插管、内镜等),不同程度地损伤了机体防御系统,为病原体侵入提供了门户,大大增加了医院感染的危险因素。因此,医院进入现代化阶段,医院感染也以不同于过去的特点,严重地影响医疗实践,这使得人们不得不着手解决。

为了评定美国各医院的医院感染监测工作效果,美国疾病预防控制中心从1974年开展了一项"医院感染控制效果的研究(SENIC)"。经过10年的研究,证明医院感染监控是一个非常有效的办法。

到目前为止,医院感染已成为全世界医学界的研究课题。很多国家成立了相应学会,如英国医院感染学会、美国感染控制工作者协会、美国医院流行病学会、日本医院感染学会、我国先后成立的中华预防医学会医院感染控制分会及中国医院学会医院感染管理专业委员会等,国际上还有国际医院感染联合会。有些国家出版了医院感染专业刊物,如英国《医院感染杂志》、美国《感染控制与医院流行病学杂志》和《美国感染控制杂志》。这些学会和刊物的出现极大地推动了医院感染控制的科学研究与学术交流。

2. 我国医院感染预防与控制的里程碑事件 相较于国外,我国的医院感染防控工作起步较晚。20世纪初期有医院管理者开始认识到医院感染,主要集中在发达城市有归国医务人员的大医院,当时的医院感染预防与控制相关研究多数停留在医院感染发病率及危险因素等的调查水平。

1986年被称为"中国感控元年",这一年建立了由原卫生部领导的全国感染管理工作体系,随后颁布有关医院感染的相关法律法规,逐步建立医院感染管理组织(三级组织),成立全国医院感染监测网,使医院感染防控工作有了政策的保障。1989—1994年,中华预防医学会医院感染控制分会、中国医院协会医院感染管理专业委员会相继成立,促进了全国医院感染预防与控制从业者的相互交流。1995—2002年,卫生行政部门加大对医院感染的支持力度,医院感染防控的组织机构不断健全,专业队伍的结构发生变化,从业人员的专业素质不断提高。

2003年严重急性呼吸综合征(severe acute respiratory syndrome,SARS)来袭,暴露出我国感染控制方面存在问题,随之原卫生部以部长令形式颁布《医院感染管理办法》,在原卫生部标准委员会下成立了医院感染控制标准委员会开始制定标准,各项有关医院感染预防与控制的法律法规、行业标准相继出台,有效保障了各项工作的同质推进。

2019年12月新冠疫情暴发,医疗机构作为疫情防控的主力军,在疫情防控期间做出了突出贡献。在此期间,国务院联防联控机制相应出台有关医院感染管理规范、队伍建设、技术要点等文件,将"人防""物防""器防"理念融入诊疗行为中,通过指导按照患者风险分类收治、规范发热门诊建设、完善医院感染防控队伍等,指导全国医疗机构规范有序地开展各项工作。

医院感染预防与控制是一门融合性交叉学科,工作内容涉及临床医学、预防医学、护理学、药学、微生物学、管理学等多学科知识,以感染性疾病在医院内、医务人员实践中的传播规律及预防与控制措施为主要研究方向。目前,我国医院感染预防与控制工作已从框架到内涵,从边缘到中心过渡,逐渐进入大众视线,医院感染防控工作已初具规模。

三、挑战与发展

近几年,由于新冠疫情暴发,医院感染预防与控制成为医院管理关注的重点,医疗机构内医院感染防控相关工作更是被提高到前所未有的高度,但目前仍面临许多新的挑战。如新病原体与新传染病的出现及其感染控制;多重耐药微生物的冲击,多重耐药菌感染的治疗及传播的阻断;医务人员的感染防控意识与行动;医疗新技术的发展与感染控制中的新问题;需开展积极研究高龄/长期住院、免疫力低下等患者的感染控制问题;医务人员受到医院感染的威胁与医务人员防护问题;卫生资源的相对不足与感染控制需要投入的矛盾等。

感染预防与控制工作作为医疗质量和医疗安全重要部分,在落实全面推进健康中国建设的目标任务中扮演着重要的角色。医务人员是医院感染防控的实践者,对医院感染相关知识的掌握、态度、行为及相关措施的依从性具有重要意义。加大对医院感染防控工作的投入力度,提高医务人员的医院感染认知水平,培养其医院感染防控的核心素养和关键能力,成为新阶段医院感染防控的新发展方向。

◆【思考题】

1. 简述抗生素与医院感染预防与控制的相互关系。
2. 我国医院感染预防与控制特点及面临的挑战有哪些?

第二节　暴发、流行与大流行

本节 PPT

◆【学习目标】

1. 掌握暴发、流行、大流行的概念。
2. 掌握不同疾病的传播方式。
3. 简要了解不同疾病暴发流行历史。

本节课的标题来源于流行病学的基础概念,用以描述"疾病的流行强度",从弱到强依次是"散发、暴发、流行、大流行"。该节旨在结合传染病史实例,阐述不同疾病流行强度定义、不同病原体及不同传播途径之间的区别,了解人类与传染病的斗争历史,人与自然如何互相影响。

一、概念

1. 疾病流行强度 疾病流行强度指在一定时期内,某病在某地区某人群中发病率的变化及其病例间的联系程度。常用散发、暴发、流行及大流行表示,以发病率描述某种疾病在某地区人群单位时间内新发病例数量的变化特征,以确定采取常规防治对策还是启动应急预案。

2. 散发 散发(sporadic)指发病率呈历年的一般水平,各病例间在发病时间和地点上无明显联系,表现为散在发生。散发一般是对于范围较大的地区而言。确定散发时多与当地近三年该病的发病率进行比较,如当年发病率未明显超过既往平均水平称为散发。当疾病感染预防与控制有效时,会呈现散发。

3. 暴发 暴发(outbreak)指局部地区或集体单位中,短时间内突然出现很多临床症状相似患者的现象。这些人多有相同的传染源或传播途径。大多数患者常同时出现在该病的最短和最长潜伏期之间。例如学校出现的诺如病毒暴发、医疗机构出现的医院感染暴发等。

4. 流行 流行(epidemic)指在某地区某病发病率显著超过该病历年发病率水平。散发与流行可用于某病在同一地区,不同时期间发病率的比较以判断该病在这个地区的流行强度。相对于散发,流行出现时各病例之间呈现明显的时间和空间联系。疾病的发病率高于当地的平均发病率的3~10倍。当某地出现某种疾病的流行时,提示当地可能存在共同的传播因素。

5. 大流行 大流行(pandemic)指某病发病率显著超过该病历年发病率水平,疾病蔓延迅速,涉及地区广,在短期内跨越省界、国界甚至洲界形成世界性流行,称之为大流行。疾病世界大流行的危险始终存在,如流感、霍乱就有过多次世界性大流行。随着世界经济的快速发展,交通日益便捷,人群与物资流动的频度和速度是空前的,病原体和传染源的快速移动会使某种疾病短时间传遍全球,因而疾病大流行的危险始终存在。

6. 感染原 感染原(infectious agent)指病原体自然生存、繁殖并排出的宿主或场所。

7. 传播途径 传播途径(route of transmission)指病原体从感染原传播到易感者的途径。

8. 易感人群 易感人群(susceptible population)指对某种疾病或传染病缺乏免疫力的人群。

9. 经空气传播 经空气传播(air borne transmission)指带有病原微生物的微粒子(≤5 μm)通过空气流动导致的疾病传播。

10. 飞沫传播 飞沫传播(droplet transmission)指带有病原微生物的飞沫核(>5 μm),在空气中短距离(1 m内)移动到易感人群的口、鼻黏膜或眼结膜导致的传播。

11. 接触传播 接触传播(contact transmission)指病原体通过手、媒介物直接或间接接触导致的传播。

12. 感染链 感染链(infection chain)指感染传播的三个环节,即感染原、传播途径和易感人群。

二、暴发

暴发的关键点在于"局部地区或集体单位中""短时间内突然发生""临床症状相似""有相同的传染源或传播途径",即空间是局限的、时间是短期的、人群是相似的,下面来看一个实例。

2017年12月16日21时31分至22时53分,4名新生儿在位于韩国首都首尔的梨花女子大学木洞医院重症病房的保育箱内相继死亡,家属随后报警。事发病房内共有16名婴儿,其中4人16日死亡;另外12人中,4人17日出院,但其中1人当天因高热再度入院,8人出于保险起见转往其他医院。疾控相关部门开始展开调查,调查结果显示4名婴儿中有3名可能感染了细菌,血液检测显示,其中3个孩子感染弗氏柠檬酸杆菌。首尔警方突击检查梨花女子大学木洞医院,带走保育箱、抽吸设备、注射器、输液袋等医疗装置,送往法医部门检测。警方问询了6名医生和5名护士,调查重症病房运行是否有违规之处。

2018年1月12日,患儿尸检死因公布调查显示,4名新生儿的共同点是死亡之前被注射了同一瓶营养剂,营养剂里被检出弗氏柠檬酸杆菌。警方和卫生部门认定,新生儿死亡前日注射的脂肪乳剂受到弗氏柠檬酸杆菌污染,病菌是在护士配药过程中产生的,药剂启封数小时内给不同患儿使用,被细菌污染的风险很高。该违规注射是1993年建院以来的惯例,科主任对于此类做法一直持默许态度。

注:弗氏柠檬酸杆菌是成人肠道正常寄居菌,但在婴幼儿中可能引发呼吸道、泌尿系统和血液感染。

这是一起典型的医院感染暴发案例。这场暴发发生在同一个新生儿重症监护室,时间极短,死亡患儿感染的病原体同源。暴发的原因是医务人员违反安全注射操作规程,将同一瓶被弗氏柠檬酸杆菌污染的脂肪乳(相同传染源)注射(相同传播途径)给了4名新生儿(易感人群),导致4名患儿感染弗氏柠檬酸杆菌而死亡。避免类似事件暴发的预防措施主要是医务人员严格执行注射药液一人一管一用一丢弃的原则,做好手卫生,加强无菌操作及环境清洁消毒等措施。

因此,暴发的特点是快速发生、持续时间短、人群范围局限,通常是单一传染源,采取有效的应急处置措施后能够将事件控制在局部范围,避免扩散。

三、流行

如果说暴发是一个点的话,那么流行就是一条线,疾病流行的要点,在于病例之间呈现"明显的时间和空间联系",存在"共同的传播因素"。流行往往是群体性多点暴发,传播速度快,疾病流行时比较难找到明确的传染源头,但通常有明确的传播途径和易感人群,有比较明确的传染链。比如历史上著名的疾病流行案例——伤寒玛丽。

1906 年，美国纽约伤寒流行，伤寒这种流行病的传播往往和卫生条件差有关，可纽约的流行偏偏是从律师、银行家这样的人先开始的。

当地卫生官员乔治·索伯开始展开调查。很快他就发现了所有出现伤寒的暴发具有一个共同点：暴发区域都曾经出现过一名叫作玛丽·梅伦的爱尔兰厨师。

玛丽在长岛牡蛎湾做厨师时，两周内使家庭 11 人中 10 人患病，而在玛丽接下来的三份工作里，都发生了雇主家有人感染风寒的情况，但每次一有人生病，玛丽就辞职离开。1906 年夏天，纽约银行家华伦带着全家去长岛消夏，玛丽作为厨师，华伦的一个女儿最先感染了伤寒，接着华伦夫人、两个女佣、园丁和另一个女儿相继感染，全家 11 个人中有6 个人患病。

索伯找到了玛丽，但她身体健壮、神采飞扬，简直不能更健康了。索伯告诉玛丽，她的身上很可能携带了导致伤寒的病菌，虽然这些病菌并没有让她自己得病，但是已经足以传染给她身边的人，并且引起了纽约城里的伤寒流行。

玛丽则认为怀疑她是伤寒传染源是对她的侮辱，她拒绝向索伯提供自己的尿液样本或者粪便样本。那时人们认为，没病就是没病，不会想到有人虽然没得病却又带着病菌，还可以传染给别人。

后来政府部门出面，警察和卫生部门的官员一起要求玛丽配合调查，交出了供检查用的样本。最终检验发现，她的身上确实携带有伤寒沙门菌，她也成了美国发现的第一位"无症状伤寒杆菌带菌者"。

伤寒沙门菌加热至 60 ℃、30 min 或煮沸后就会死亡，玛丽有着非常不好的个人卫生习惯，她制作的那些没有经过高温消毒、带有大量病菌的冷食（冰激凌、沙拉），就成了疾病的传播途径。

玛丽被送入了一座建在小岛上的医院被隔离了 3 年。当时很多媒体报道了这件事，还为她起了一个绰号——伤寒玛丽。

伤寒是经粪-口途径传播的肠道传染病，可经水、食物、日常生活接触和生物媒介（苍蝇）传播。经水传播是伤寒流行的最重要传播途径，是暴发流行的主要原因，食物污染也容易引起伤寒的流行。伤寒的传染源是患者和带菌者。患者从潜伏期末到整个患病期间均有传染性，病程后期传染性较前期强。带菌者是伤寒不断传播或流行的主要传染源。

一个疾病从暴发走向流行，像"伤寒玛丽"这样的"超级传播者"时常存在，但流行的控制并不能和暴发一样通过直接、快速的手段立竿见影地解决。本案例中，玛丽传播的感染者会变成新的传染源，他们污染的食物、水会造成新的传播流行，很难通过简单控制传染源头的方式控制住，而是需要改善区域的生活环境，提供干净卫生的水源，建立良好的个人卫生习惯等才能彻底解决。

疾病的流行还具有一定的特性，并不具有普适性，病原体的传播能力和途径还能够通过人为措施进行控制。比如 1988 年春天我国上海发生的甲型肝炎（简称甲肝）流行，共造成 31 万余人感染。流行病学调查发现，甲肝的发病与生食毛蚶有着密切的关系，与未生食毛蚶的人群相比，生食毛蚶后相对危险性为 23～25 倍，住院患者中 92% 有生食毛蚶史。随后在毛蚶产地江苏南通市启东市吕四港镇调查,毛蚶在海底已受到甲肝病毒污染,"生食毛蚶"就是相对具有地方特性的传播因素,没有这种饮食习惯的地区就不会出现类似的流行情况。后来,通过倡导分餐制、倡导公筷、发布禁食毛蚶令、制定蛤类水产品食品卫生标准等措施,流行得到控制。

四、大流行

从散发到大流行,其实是传染性疾病不断传播扩散的过程,疾病的传播强度到了大流行这个级别,就只能尽量压低疾病的流行水平而无法做到完全控制。

人类历史上造成世界大流行的主要疾病有鼠疫、霍乱、天花、流感等,这些疾病反复的暴发流行导致的死亡难以计数。大流行涉及区域广、流行时间长,给人类的生活方式、风俗习惯及思想宗教等都带来极大的冲击和改变。

例如欧洲 1347—1350 年发生的鼠疫大流行(1833 年有人根据病程晚期患者因内出血造成皮肤发黑的恐怖景象,用"黑死病"来形容这场大流行)。流行期间意大利、法国、威尼斯、罗马、西班牙、俄国、英国无一幸免,3 年期间至少死亡了 2500 万人,占 1347 年欧洲总人口的 1/3。1500 年后,鼠疫 15~20 年会出现一次大流行,只要人口数量密集到一定程度,比如伦敦、巴黎、巴塞罗那、罗马、威尼斯等,每次流行至少要有两成居民死亡。根据威尼斯保存的资料,1630—1631 年的鼠疫流行后,城市居民减少约 1/3(142 804→98 244),1651—1653 年在巴塞罗那的大鼠疫有 45% 的居民死亡,有些城镇死亡率高达 85%。

历史上中国也屡遭鼠疫袭扰,"时大疫,死者十之八九"描述了鼠疫流行时惨烈的景象。清朝师道南的《鼠死行》描述当时的场景:

东死鼠,西死鼠,人见死鼠如见虎。

鼠死不几日,人死如圻堵。

昼死人,莫问数,日色惨淡愁云护。

三人行未十步多,忽死两人横截路。

....

大意:村里到处都是死老鼠,人们看到老鼠尸体就像看到老虎一样闻风丧胆,出现死老鼠没几天,人死亡的尸体就像城墙一样高,从白天到黑夜死人不计其数,三人行走没几步,突然就死掉两人挡住了前路。

这首诗描写的是云南赵州某村庄鼠疫流行的景象。根据史料记载,这次鼠疫大概起于 1792 年,最终死亡超过 72 万人,作者本人也于 1800 年前后死于鼠疫,时年 29 岁。

跳蚤、老鼠分布于全球各地,在生活及卫生条件极差的年代,与跳蚤、老鼠的接触是无法避免的,又因为鼠疫耶尔森菌是自然疫源性疾病(病原体在生物之间传播),人类一旦感染即很快在人间传播,所以当时的人们面对鼠疫基本无能为力。

近代最大的一次鼠疫大流行是 1895—1930 年,至少造成大约 1200 万人死亡(仅印度就死亡 984 万余人,我国香港死亡 1/3 的居民),共波及亚洲、欧洲、美洲和非洲的 60 多个国家和地区,我国东北于 1911 年和 1921 年两次出现鼠疫流行,1918 年山西出现鼠疫流行。据不完全统计,新中国成立前的 305 年中,全国共发生 6 次较大的流行,共有流行鼠疫 179 年次,发病 2 598 794 人,死亡 2 399 400 人。

我国近代流行病学的建立和发展,可以认为是从 1910 年伍连德先生对抗鼠疫开始的。而随着社会卫生水平的提高和个人生活的改善,鼠疫这种古老的传染病在我国已经被控制成为了特定区域的地方病,每年发病率极低,药物治疗效果非常显著,早已没有了当年"黑死病"的威力。

♦ 【思考题】

1. 简述疾病流行强度相关概念。
2. 思考传染病与现代医学之间有什么关系?

第二章　感染预防与控制

第一节　医院感染病例监测与上报

本节 PPT

●【学习目标】

1. 熟悉医院感染病例的监测内容及反馈应用。

2. 了解医院感染监测的目的。

医院感染监测是基础,控制是目的,准确的医院感染监测能减少医院感染预防与控制的盲目性。2009 年我国颁布了《医院感染监测规范》,2023 年该规范再次修订,推动了我国医院感染监测规范开展,随着医院感染信息化的不断发展,逐渐形成了医院感染发病率调查、全面目标性监测和暴发流行调查紧密结合的监测模式。

一、概念

1. 医院感染监测　医院感染监测(monitoring of nosocomial infection)是长期、系统、连续地收集、分析医院感染在一定人群中的发生、分布及其影响因素,并将监测结果报送和反馈给有关部门和科室,为医院感染的预防、控制和管理提供科学依据。

2. 医院感染暴发　医院感染暴发(outbreak of nosocomial infection)指在医疗机构或其科室的患者中,短时间内发生 3 例以上同种同源感染病例的现象。

3. 疑似医院感染暴发　疑似医院感染暴发 (outbreak of suspected nosocomial infection)指在医疗机构或其科室的患者中,短时间内出现 3 例以上临床综合征相似、怀疑有共同感染原的感染病例的现象;或者 3 例以上怀疑有共同感染原或共同感染途径的感染病例的现象。

4. 医院感染聚集　医院感染聚集(cluster of healthcare acquired infection)指在医疗机构或其科室的患者中,短时间内发生医院感染病例增多,并超过历年散发发病率水平的现象。

二、医院感染监测内容

(一)医院感染监测目的

(1)减少医院感染危险因素,降低医院感染率。

(2)提供医院感染的本底率,建立医院感染发病率基线等数据。

(3)及时发现和鉴别医院感染暴发,一旦确定散发基线,可以据此判断暴发流行。但暴发流行的鉴别不只是依据常规监测资料,也要依靠临床和微生物实验室监测资料。

(4)为医务人员遵守感染控制规范与指南提供数据支持,使医务人员理解并易于接受推荐的预防措施,降低医院感染率。

(5)评价控制措施的效果,及时调整和优化感染控制规范,为管理者制定政策提供依据,为实施医院感染干预措施提供前提条件。

(6)为医院在医院感染方面受到的指控辩护。完整的监测资料能反映医院感染存在与否,以及是否违反操作规范和相关的法律、法规。

(二)医院感染监测类型

根据监测范围,分为综合性监测(comprehensive monitoring)和目标性监测(objective monitoring)。对于新建医院或未开展医院感染监测的医院,应先开展综合性监测,监测时间不少于2年;已经开展2年以上综合性监测的医院,应以目标性监测为主,目标性监测持续时间应连续12个月以上。

1.综合性监测　连续不断地对所有临床科室的全部住院患者和医务人员进行医院感染及其有关危险因素的监测。综合性监测主要有发病率调查和现患率调查两种方法。医院感染现患率调查应每年至少开展1次。

2.目标性监测　针对高危人群、高发感染部位等开展的医院感染及其危险因素的监测。如重症监护病房医院感染监测、新生儿病房医院感染监测、手术部位感染监测、细菌耐药性监测与临床抗菌药物使用监测、血液透析相关感染监测、医院工作人员感染性疾病职业暴露监测、手卫生监测、医院环境卫生学及消毒灭菌效果监测等。

(三)医院感染监测方法

医院应根据风险评估情况制订医院感染监测计划。监测计划是开展各类监测项目的基础,监测计划应包括监测目的、监测人群(患者和病房)、监测内容、计算指标、感染类型和病例的定义、调查项目的定义、监测频率和持续时间、资料收集的方法、人员配备及培训、总结分析与反馈等。

每个医院感染监测项目的设计和实施有所不同,但都必须遵循正确的流行病学调查原则。

1.确定监测目标人群　结合收治人群病种范围、开展的诊疗服务以及医院感染高风险因素进行综合评估,确定监测目标人群对高感染风险人群、科室、操作等重点开展监测等。

2. 明确监测定义　准确的监测定义是监测信息一致性、准确性的重要保证。

3. 收集监测资料　医院感染病例监测的关键是及时识别发现感染病例,围绕感染病例相关危险因素进行调查,需要感染控制人员、实验室人员和临床医务人员等相关人员有效合作。开展监测需要主动、前瞻、持续收集资料,宜使用信息化手段进行监测并收集资料,资料主要来源于查房、查阅病例/护理记录和微生物学检验报告等,内容包括患者基本资料、医院感染信息、相关风险因素、实验室与影像学及病原学资料和抗菌药物使用情况等。

4. 监测资料总结分析与反馈　定期对监测资料进行总结分析,及时发现感染风险及问题,向临床科室反馈监测结果并提出改进建议,优化感染预防与控制措施或流程。

三、医院感染监测管理要求

(1)临床医务人员是医院感染暴发事件的第一责任人与直接责任人,应提高监测敏感性,并具备识别医院感染病例或暴发的意识与能力。

(2)临床医务人员应掌握医院感染暴发上报要求,发现医院感染散发、特殊感染病例、医院感染暴发、疑似医院感染暴发、医院感染聚集时,每一位医务人员都有责任第一时间向医院感染管理部门报告,然后按照《医院感染暴发控制指南》和《医院感染暴发报告及处置管理规范》要求的时限逐级上报。

(3)医院发生的医院感染和医院感染暴发属于法定传染病的,还应当按照《中华人民共和国传染病防治法》和《国家突发公共卫生事件应急预案》的规定进行报告。

♦【思考题】

1. 简述医院感染监测概念和目的。
2. 简述医院感染监测管理要求。

第二节　常见医院感染的预防与控制

本节 PPT

♦【学习目标】

1. 掌握常见医院感染预防与控制措施。
2. 熟悉常见医院感染的特点及流行机制。
3. 了解医院感染流行现状及其危害。

2022 年世界卫生组织发布的《全球感染预防与控制报告》中强调医疗保健相关感染(healthcare associated infection,HAI)和抗菌药物耐药性(antimicrobial resistance,AMR)会给患者带来严重的疾病负担。HAI 是一个全球性的公共卫生问题,与医院相依并存。任何国家或卫生系统,都不能声称没有 HAI。该报告发布的数据显示,在急症病医院每100 名患者中,高收入国家有 7 名患者和中低收入国家有 15 名患者将在住院期间至少发生一次医疗保健相关感染。多达30%的重症监护患者可能会受到医疗保健相关感染的影响,中低收入国家医院感染发病率比高收入国家高2～20倍。

全国医疗机构感染监测网医院感染现患率调查数据显示,由于严格的无菌技术、不断改善的医疗技术条件及感染防控措施的优化落实,近20年(2001—2020年)来,全国医院感染现患率呈逐年降低的趋势,但是医院感染的发生,严重影响患者预后,增加患者痛苦、经济负担及医务人员工作量,严重可致患者死亡;同时也会影响医院的经济效益和社会效益。所以医院感染仍然是现代医院感染防控的难题和面临的重要挑战。

一、常见医院感染流行病学特点

(一)感染部位

美国疾病预防控制中心对199家医院的12 299例患者进行医院感染现患率的调查,调查数据显示医院感染发生率为3.2%($95\% CI:2.9\%～3.5\%$)。其中最常见的医院感染部位为下呼吸道(25.8%)、胃肠道(21.1%)和手术部位(16.2%)。下呼吸道感染中呼吸机相关肺炎39例(35.5%),尿路感染中导尿管相关尿路感染24例(61.5%),血流感染中导管相关血流感染38例(73.1%)。

(二)危险因素

医院感染常因某些侵入性治疗措施或药物应用使发病率上升,主要有以下因素。

1. 诊疗器械相关因素　各种侵入性操作(如有创呼吸机、导尿管、血管导管、手术等)、血管导管相关、呼吸机相关、导尿管相关、血液透析相关等。

2. 诊疗操作相关因素　外科手术相关、内镜诊疗相关、介入诊疗相关等。

3. 药物应用相关因素　大剂量抗菌药物使用和耐药性增加、免疫抑制剂和化疗药物应用等。

(三)病原体

最常见的医院感染病原体是各种机会致病菌(也称条件致病菌),通常为革兰氏阴性杆菌,常具有多重耐药性,且易引起医院感染的暴发流行。

2020年中国医院感染监测网对1957家不同规模医院的1 100 076例住院患者进行医院感染现患率调查,数据显示医院感染现患率为1.86%。医院感染率居前五位的科室分别是综合重症监护病房(16.24%)、神经外科(7.96%)、血液科(7.84%)、烧伤科(5.32%)、胸外科(3.71%)。检出医院感染病原体居前五位的依次为肺炎克雷伯菌、大肠埃希菌、铜绿假单胞菌、鲍曼不动杆菌、金黄色葡萄球菌。

二、常见医院感染预防与控制核心措施

医院感染预防与控制主要针对医院感染发生的3个环节,采取监测识别与管理/控

制感染原、切断传播途径、保护易感人群等各项预防控制技术与措施。主要的医院感染预防与控制核心措施有无菌操作技术、隔离预防技术、消毒灭菌技术等,本小节主要介绍隔离预防原则与措施。

(一)隔离预防原则

在标准预防措施的基础上,基于不同疾病的传播途径采取接触传播、飞沫传播、空气传播等隔离预防措施。

(二)标准预防

基于患者的体液(血液、组织液等)、分泌物(不包括汗液)、排泄物、黏膜和非完整皮肤均可能含有病原体的原因,针对医院患者和医务人员采取的一组预防感染措施。包括手卫生,根据预期可能的暴露穿戴手套、隔离衣、口罩、帽子、护目镜或防护面罩等个人防护用品,安全注射,以及穿戴合适的防护用品处理污染的物品与医疗器械等。

依据 WS/T 311—2023《医院隔离技术标准》,标准预防涵盖 9 项措施:手卫生、呼吸道卫生/咳嗽礼仪、正确选择和穿戴个人防护用品、安全注射、锐器伤预防、重复使用物品的清洗与消毒、医用织物的处理、环境物体表面的清洁与消毒、医疗废物处置与管理。

(三)不同传播途径疾病的隔离与预防措施

1. 经接触传播疾病的隔离与预防　接触经接触传播疾病的患者及其污染物,如肠道传染病、经血传播疾病、多重耐药菌感染、皮肤感染患者等,在标准预防的基础上,还应采取手卫生、戴手套、穿隔离衣、器械尽量专用、隔离安置患者等接触传播的隔离与预防措施。

2. 经飞沫传播疾病的隔离与预防　接触经飞沫传播疾病的患者及其污染物,如流行性感冒、流行性腮腺炎等,在标准预防的基础上,还应采取戴医用外科口罩、戴手套、穿隔离衣、加强通风、限制患者活动范围等经飞沫传播疾病的隔离与预防措施。

3. 经空气传播疾病的隔离与预防　接触经空气传播疾病的患者时,如肺结核、麻疹等,在标准预防的基础上,还应采取戴医用防护口罩、帽子、手套;进行可能产生喷溅的诊疗操作时戴防护面屏或护目镜,穿隔离衣;负压隔离室安置患者等经空气传播疾病的隔离与预防措施。

● 【思考题】

1. 简述医院感染流行病学特点。
2. 简述常见医院感染预防与控制措施。

第三节　普通科室医院感染预防与控制

本节 PPT

【学习目标】

1. 掌握普通病区医院各级各类人员感染管理的基本职责。
2. 了解普通病区的建筑布局及功能用房。

病区(科室)是由一个护士站统一管理的多个病室(房)组成的住院临床医疗区域,与住院部公用区域或公用通道由门分隔。

一、病区场所、配置

场所名称、功能、设施配置与特定要求应符合表 2-1 规定。

表 2-1　场所名称、功能、设施配置与特定要求

序号	场所名称	功能	设施配置	特定要求
1	病区	由一个护士站统一管理的多个病室(房),与住院部公用区域或公用通道由门分隔的住院临床医疗区域	病室、护士站、医生办公室、医生值班室、治疗准备室、治疗室、处置室、污物间	—
2	病室(房)	住院患者接受医学观察、诊疗、睡眠、休息和就餐	病床、隔离帘、床头桌、座椅、呼叫系统、氧源、非医疗废物桶;病床应配备呼叫系统	—
3	护士站	护士办公,包括处理医嘱、管理患者、接待患者及家属	挂钟、电话、护士工作台、座椅、住院患者一览表、提示板、留言板、办公用品柜、便携式应急灯、呼叫系统、手卫生设施	—
4	医生值班室	值班医生休息	办公桌、座椅、床、电话	—
5	治疗准备室	医务人员为患者实施治疗前的准备工作;配制药液;存放无菌物品、清洁物品、药品	操作台、物(药)品柜、冰箱、治疗车、抢救车、锐(利)器盒、医疗废物桶、非医疗废物桶、手卫生设施;如果配制化疗药物应配置生物安全柜;没有与室外直接通风条件的应配置紫外线灯	仅允许本岗位医务人员佩戴口罩进入,空气和物体表面消毒应符合 GB 15982 的规定

续表 2-1

序号	场所名称	功能	设施配置	特定要求
6	治疗室	为患者实施治疗操作,如关节腔内注射、鞘内注射、骨髓穿刺、腰椎穿刺、胸腔穿刺、换药等;存放无菌物品、清洁物品(如消毒后药杯及管路)等	操作台、治疗床、物品柜、治疗车、锐(利)器盒、医疗废物桶、非医疗废物桶、手卫生设施;没有与室外直接通风条件的应配置紫外线灯	—
7	处置室	实施皮肤准备及清洁灌肠等操作;临时存放治疗产生的医疗废物及需要浸泡消毒的医疗物品	处置台、诊查床、医疗废物桶、非医疗废物桶、手卫生设施、水池;没有与室外直接通风条件的应配置紫外线灯	空气和物体表面消毒应符合 GB 15982 的规定
8	污物间	分类收集、中转存放辖区的污染物品,包括使用后的医用织物、医疗废物、生活垃圾等;清洗、存放保洁物品	污衣车(袋)、保洁车及保洁物品、水池	应分为存放中转区(干区)和处理清洗区(湿区) 有条件的宜将上述两区分室设置
9	抢救室	为急、危、重患者实施紧急医疗救护	挂钟、电话、阅片灯、多功能电源、治疗台、抢救车、病床、床旁桌、隔离帘、氧源、呼吸机(或简易呼吸器)、负压吸引设施、心电图机、监护仪、除颤仪、微量泵与输液泵、输液轨道(架)、医疗废物桶、非医疗废物桶;急诊抢救室应配备洗胃机	空气和物体表面消毒应符合 GB 15982 的规定

注:GB 15982 为《医院消毒卫生标准》。

二、建筑布局

(一)医疗机构的区域划分

根据患者获得感染危险性的程度划分为低度风险区域、中度风险区域和高度风险区域。

1. **低度风险区域** 没有患者存在或患者只做短暂停留的区域,如行政管理部门、图书馆、会议室、病案室等。

2. **中度风险区域** 有普通患者的诊疗,患者体液(血液、组织液等)、分泌物、排泄物对环境表面存在潜在污染可能性的区域,如普通病区、门诊科室、功能检查室等。

3. **高度风险区域** 有感染或病原体定植患者诊疗的区域,以及对高度易感患者采取保护性隔离措施的区域,如感染性疾病科、手术部(室)、重症监护病区(室)、移植病区、烧伤病区(室)等。

(二)普通病区的布局设施要求

(1)病区内病房(室)、治疗室等各功能区域内的房间应布局合理,洁污分区明确。

(2)收治传染病患者的医院应具备隔离条件,独立设区,病房内通风良好。

(3)设施、设备应符合医院感染防控要求,应设有适于隔离的房间和符合 WS/T 313 要求的手卫生设施。

(4)治疗室等诊疗区域内应分区明确,洁污分开,配备手卫生设施;应保持清洁干燥,通风良好。没有与室外直接通风条件的房间应配置空气净化装置。

(5)新建、改建病房(室)宜设置独立卫生间,多人房间的床间距应大于 0.8 m,床单元之间可设置隔帘,病室床位数单排不应超过 3 张,双排不应超过 6 张。

(三)普通病房的布局设施要求

(1)病床的排列应平行于采光窗墙面。单排不宜超过 3 张,双排不宜超过 6 张。

(2)平行的两床净距不应小于 0.8 m,靠墙病床床沿与墙面的净距不应小于 0.6 m。

(3)单排病床通道净宽不应小于 1.1 m,双排病床(床端)通道净宽不应小于 1.4 m。

(4)病房门应直接开向走道。

(5)抢救室宜靠近护士站。

(6)病房门净宽不应小于 1.1 m,门扇宜设观察窗。

(7)病房走道两侧墙面应设置靠墙扶手及防撞设施。

三、普通病区感染管理要求

(一)医院感染管理小组

1. 要求　应建立职责明确的病区医院感染管理小组,负责病区医院感染管理工作,小组人员职责明确,并落实。

2. 人员构成　①病区负责人为本病区医院感染管理第一责任人。②医院感染管理小组人员包括医师和护士。③医院感染管理小组人员宜为病区内相对固定人员,医师宜具有主治医师以上职称。

3. 职责

(1)医院感染管理小组负责本病区医院感染管理的各项工作,结合本病区医院感染防控工作特点,制定相应的医院感染管理制度,并组织实施。

(2)根据本病区主要医院感染特点,如医院感染的主要部位、主要病原体、主要侵袭性操作和多重耐药菌感染,制定相应的医院感染预防与控制措施及流程,并组织落实。

(3)配合医院感染管理部门进行本病区的医院感染监测,及时报告医院感染病例,并应定期对医院感染监测、防控工作的落实情况进行自查、分析,发现问题及时改进,并做好相应记录。

（4）结合本病区多重耐药菌感染及细菌耐药情况,落实医院抗菌药物管理的相关规定。

（5）负责对本病区工作人员医院感染管理知识和技能的培训。

（6）接受医院对本病区医院感染管理工作的监督、检查与指导,落实医院感染管理相关改进措施,评价改进效果,做好相应记录。

（二）工作人员

（1）应积极参加医院感染管理相关知识和技能的培训。

（2）应遵守标准预防的原则,落实标准预防的具体措施。

（3）应遵循医院及本病区医院感染相关制度。

（4）应开展医院感染的监测,按照医院的要求进行报告。

（5）应了解本病区、本专业相关医院感染特点,包括感染率、感染部位、感染病原体及多重耐药菌感染情况。

（6）在从事无菌技术诊疗操作如注射、治疗、换药等时,应遵守无菌技术操作规程。

（7）应遵循国家抗菌药物合理使用的管理原则,合理使用抗菌药物。

（8）保洁员、配膳员等应掌握与本职工作相关的清洁、消毒等知识和技能。

（三）医院感染预防与控制

1. 标准预防

（1）进行有可能接触患者血液、体液的诊疗、护理、清洁等工作时应戴清洁手套,操作完毕,脱去手套后立即洗手或进行卫生手消毒。

（2）在诊疗、护理操作过程中,有可能发生血液、体液飞溅到面部时,应戴医用外科口罩、防护眼镜或防护面罩;有可能发生血液、体液大面积飞溅或污染身体时,应穿戴具有防渗透性能的隔离衣或者围裙。

（3）在进行侵袭性诊疗、护理操作过程中,如在置入导管、经椎管穿刺等时,应戴医用外科口罩等医用防护用品,并保证光线充足。

（4）使用后针头不应回套针帽,确需回帽应单手操作或使用器械辅助;不应用手直接接触污染的针头、刀片等锐器。废弃的锐器应直接放入耐刺、防渗漏的专用锐器盒中;重复使用的锐器,应放在防刺的容器内密闭运输和处理。

（5）接触患者黏膜或破损的皮肤时应戴无菌手套。

（6）应密封运送被血液、体液、分泌物、排泄物污染的被服。

（7）有呼吸道症状（如咳嗽、鼻塞、流涕等）的患者、探视者、医务人员等应采取呼吸道卫生（咳嗽礼仪）相关感染控制措施。

2. 手卫生

（1）配备符合要求的设施,包括洗手池、清洁剂、干手设施（如干手纸巾）等,设施位置应方便医务人员、患者和陪护人员使用;应有醒目、正确的手卫生标识,包括洗手流程图或洗手图示等。

（2）清洁剂、速干手消毒剂宜为一次性包装。

（3）应有医务人员手卫生正确性和依从性的自查和监督检查,发现问题,及时改进。

3. 清洁与消毒

（1）应保持病区内环境整洁、干燥。

（2）应按照《消毒管理办法》,执行医疗器械、器具的消毒工作技术规范,所使用物品应达到以下要求:①进入人体无菌组织、器官、腔隙,或接触人体破损皮肤、破损黏膜、组织的诊疗器械、器具和物品应进行灭菌;②接触完整皮肤、完整黏膜的诊疗器械、器具和物品应进行消毒;③使用的消毒药械、一次性医疗器械和器具应符合国家有关规定;④一次性使用的医疗器械、器具应一次性使用。

（3）诊疗用品规范进行清洁与消毒。

（4）患者生活卫生用品的清洁与消毒。

（5）床单元的清洁与消毒:定期清洁和/或消毒,遇污染及时清洁与消毒;患者出院时进行终末消毒。床单、被套、枕套等直接接触患者的床上用品,应一人一更换;患者住院时间超过一周时,应每周更换;被污染时应及时更换。更换后的用品应及时清洗与消毒。被芯、枕芯、褥子、病床隔帘、床垫等间接接触患者的床上用品,应定期清洗与消毒,遇污染时应及时更换、清洗与消毒。消毒方法应合法、有效,其使用方法与注意事项等应遵循产品的使用说明。

（6）物体表面、地面的清洁与消毒:物体表面(包括监护仪器、设备等的表面)应每天湿式清洁,保持清洁、干燥,遇污染时应及时清洁与消毒。擦拭物体表面的布巾,不同患者之间和洁污区域之间应更换,擦拭地面的地巾不同病房及区域之间应更换,用后集中清洗、消毒,干燥保存。

4. 隔离

（1）应根据疾病传播途径的不同,采取接触隔离、飞沫隔离或空气隔离措施,标识正确、醒目。

（2）疑似传染病患者,应实施单间隔离,确诊感染同种病原体的患者首选单间隔离,条件不允许时可安置于同一个房间。

（3）隔离患者的物品应专人专用,定期清洁与消毒,患者出院或转院、死亡后应进行终末消毒。

（4）接触隔离患者的工作人员,应按照隔离要求,穿戴相应的隔离防护用品,如穿隔离衣,戴医用外科口罩、手套等,并进行手卫生。

5. 其他　呼吸机相关性肺炎、导管相关血流感染、导尿管相关尿路感染、手术部位感染、多重耐药菌感染等的预防与控制应遵循有关标准的规定。

6. 消毒物品与无菌物品的管理

（1）应根据药品说明书的要求配制药液,现用现配。

（2）抽出的药液和配制好的静脉输注用无菌液体,放置时间不应超过 2 h;启封抽吸的各种溶媒不应超过 24 h。

（3）碘伏、复合碘消毒剂、季铵盐类、氯己定类、碘酊、醇类等皮肤消毒剂应注明开瓶日期或失效日期,开瓶后的有效期应遵循厂家的使用说明,无明确规定使用期限的应根据使用频次、环境温湿度等因素确定使用期限,确保微生物污染指标低于 100 CFU/mL。对于性能不稳定的消毒剂如含氯消毒剂,应现用现配。

(4)盛放消毒剂的容器,应达到相应的消毒与灭菌水平。

◆【思考题】

1.普通病区建筑布局中哪些科室是较为特别的? 为什么?

2.请思考,作为管床医师,某天您接诊了一位需要住院治疗的甲型流感患者,应该如何处理?

第四节　重点部门医院感染预防与控制

◆【学习目标】

1.掌握手术部(室)医院感染管理的原则。

2.掌握发热门诊建筑设计与布局

3.掌握各重点部门感染预防与控制要点。

4.熟悉内镜相关感染的特点及危险因素。

5.了解口腔科的布局和设置。

6.了解重症医学病房各级各类人员感染管理的基本职责。

医院感染重点部门,是指医院感染预防与控制过程中需要重点关注的、感染率高或感染风险高等特点的科室,如重症医学科、器官移植病房、骨髓移植病房、血液透析中心(室)、新生儿病房及重症新生儿监护病房、感染性疾病科、手术部(室)、产房、母婴同室、急诊科及其病房、口腔科门诊、介入手术室、临床检验科(实验室,含输血科)、内镜中心(室)、医院消毒供应中心等。

一、重症医学病房感染预防与控制

本节PPT

(一)概念

重症医学病房(intensive care unit,ICU),医院集中监护和救治重症患者的专业病房,为因各种原因导致一个或多个器官与系统功能障碍危及生命或具有潜在高危因素的患者,及时提供系统的、高质量的医学监护和救治技术。

(二)危险因素

重症医学科侵入操作多、抗菌药物暴露大、多重耐药菌感染风险高,病情危重、多器官功能障碍、自身免疫力低下患者,是重症医学科感染的高危人群和高发对象。

医院感染的发生可导致重症患者住院时间延长、抗菌药物使用增加、多重耐药菌

（MDROs）泛滥、医疗费用增加、医疗资源浪费、病死率增加等一系列不良后果。

（三）区域管理要求

1.位置　ICU 应位于方便患者转运、检查和治疗的区域。

2.整体布局　ICU 整体布局应以洁污分开为原则，医疗区域、医疗辅助用房区域、污物处理区域等应相对独立。

3.床单元　使用面积应不少于 15 m^2，床间距应大于 1 m。

4.单间　ICU 内应至少配备 1 个单间病室（房），使用面积应不少于 18 m^2。

5.应具备良好的通风、采光条件　医疗区域内的温度应维持在（24.0±1.5）℃，相对湿度应维持在 30%～60%。

6.装饰　应遵循不产尘、不积尘、耐腐蚀、防潮防霉、防静电、容易清洁和消毒的原则。

7.绿植　不应在室内摆放干花、鲜花或盆栽植物。

8.环境清洁消毒

（1）物体表面应保持清洁，被患者血液、体液、排泄物、分泌物等污染时，应随时清洁并消毒。

（2）医疗区域的物体表面应每天清洁消毒 1～2 次，地面每天清洁消毒 1～2 次，安装空气净化系统的 ICU，空气净化系统出、回风口应每周清洁消毒 1～2 次。

（3）一般性诊疗器械（如听诊器、叩诊锤、手电筒、软尺等）宜专床专用，如多人使用应一用一消毒。

（4）普通患者持续使用的医疗设备（如监护仪、输液泵、氧气流量表等）表面，应每天清洁消毒 1～2 次；普通患者多人使用的医疗设备（如超声诊断仪、除颤仪、心电图机等）表面，直接接触患者的部分应在每位患者使用后立即清洁消毒，不直接接触患者的部分应每周清洁消毒 1～2 次。

（5）多重耐药菌感染或定植者使用的医疗器械、设备应专人专用，或一用一消毒。

（6）呼吸机及附属物品的消毒：呼吸机外壳及面板每天清洁消毒 1～2 次，呼吸机外部管路及配件一人一用一消毒或灭菌，长期使用者应每周更换。

（7）床单元的清洁与消毒：床栏、床旁桌、床头柜等应每天清洁消毒 1～2 次；床单、被罩、枕套、床间隔帘应保持清洁，定期更换，如有血液、体液或排泄物等污染，应随时更换；枕芯、被褥等使用时应保持清洁，防止体液浸湿污染，定期更换，如有血液、体液或排泄物等污染，应随时更换。

（四）人员管理要求

1.医务人员的管理要求

（1）ICU 应配备足够数量、受过专门训练、具备独立工作能力的专业医务人员，ICU 专业医务人员应掌握重症医学的基本理论、基础知识和基本操作技术，掌握医院感染预防与控制知识和技能。护士人数与实际床位数之比应不低于 3∶1。

（2）护理多重耐药菌感染或定植患者时，宜分组进行，人员相对固定。

(3)患有呼吸道感染、腹泻等感染性疾病的医务人员,应避免直接接触患者。

2. 医务人员的职业防护

(1)医务人员应采取标准预防,配备足量的、方便取用的个人防护用品,如医用口罩、帽子、手套、护目镜、防护面罩、隔离衣等,ICU 应医务人员应掌握防护用品的正确使用方法。

(2)乙肝表面抗体阴性者,上岗前宜注射乙肝疫苗。

3. 患者的安置与隔离

(1)患者的安置与隔离应遵循以下原则:应将感染、疑似感染与非感染患者分区安置;在标准预防的基础上,应根据疾病的传播途径(接触传播、飞沫传播、空气传播),采取相应的隔离与预防措施。

(2)多重耐药菌感染或定植者,宜单间隔离;如隔离房间不足,可将同类耐药菌感染或定植患者集中安置,并设醒目的标识。

4. 探视者的管理要求

(1)应明示探视时间,限制探视者人数。

(2)探视呼吸道感染患者时,指导探视者执行标准预防。

(3)应谢绝患有呼吸道感染性疾病的探视者进入。

二、手术室感染预防与控制

本节 PPT

(一)概念

1. 手术部(室) 由手术间及其辅助用房组成,集中承担医院手术患者服务的独立部门。

2. 手术间 对患者实施手术操作的房间。

3. 隔离手术间 实施污染手术或为传染性、感染性疾病患者手术的房间。

4. 负压手术间 设独立空气净化系统,室内空气静压低于相邻相通环境空气静压,实施空气或呼吸道传播性疾病手术的房间。

5. 普通手术间 未设置空气净化系统,室内空气采用其他清洁消毒方法,卫生指标应达到 GB 15982 要求的房间。

6. 限制区 为维持手术区域较高的环境卫生洁净程度,对人流、物流的进入进行严格限制的区域,包括手术间、刷手区和无菌物品存放间等。

7. 半限制区 为维持手术区域一定的环境卫生洁净程度,对人流、物流进行限制的区域,包括术前准备间、器械间和麻醉恢复间。

8. 非限制区 无特殊洁净度要求的工作区域,包括办公区、休息区、更衣区和患者准备区(间)。

(二)危险因素

由于手术操作涉及的有创操作多、进入人员杂、使用的器械器具广等因素,使手术室成为医院感染的高风险区域。

（三）区域管理要求

1. 建筑布局

（1）手术部（室）应独立成区，与临床手术科室相邻，与医学影像科、病理科、消毒供应中心、血库等部门间路径便捷；出入路线应符合洁污分开、医患分开的原则。

（2）根据医院感染控制要求，手术部（室）应分为限制区、半限制区和非限制区。

（3）医院应根据规模、性质、任务需求，设置普通手术间和/或洁净手术间。

（4）每个手术间应只设 1 张手术床，净使用面积应≥30 m²。

（5）刷手区域（间）应至少容纳 3 名医护人员同时刷手。

（6）刷手池安置在便于手部、手臂清洁的高度，边缘应距地面高 1 m，并设有内缘。

（7）水龙头应为非触模式，推荐长度为 250 mm，并在适宜的位置安置外科手消毒剂、指甲刷和壁挂式的纸巾架等设施。配备外科洗手设施。

（8）应配备维持围手术期患者体温的基本设备与物品。

（9）应设污物处理与暂存间以满足污染器具如引流瓶、污物桶的处理及手术后大量废物的暂时存放。

2. 环境管理

（1）物体表面的清洁和消毒：①应采取湿式清洁消毒方法。②清洁消毒用品应选择不易掉纤维的织物，不同区域应分开使用，并有明确标识，用后清洗消毒干燥存放。③手术间所有物体表面，如无影灯、麻醉机、输液架、器械车、地面、手术床等宜用清水擦拭，并至少于手术开始前 30 min 完成。④手术中尽量避免血液、体液污染手术台周边物体表面、地面及设备，发生可见污染或疑似污染时应及时进行清洁消毒。⑤每台手术后应对手术台及周边至少 1.0~1.5 m 范围的物体表面进行清洁消毒。⑥全天手术结束后应对手术间地面和物体表面进行清洁消毒。⑦每周应对手术间进行全面的清洁与消毒，如回风口、门窗、柜内、墙壁、污物桶、无影灯、麻醉机、输液架、器械车、地面等用清水擦拭，之后采用合法有效的消毒剂进行消毒。

（2）空气污染控制：①手术进行中手术间的门应保持关闭。②有外窗的普通手术间每天手术结束后，可采用自然通风换气，通风后进行物体表面清洁消毒，也可采用获得卫生许可批件的空气消毒装置。③普通手术间空调系统的新风口与回风口应采取防止管道污染的有效措施。④洁净手术部（室）各功能区域的空气净化系统应独立设置。⑤洁净手术间空气净化系统的回风口应设低阻中效或中效以上过滤设备。⑥负压手术间应采用独立空气净化系统，新风口和排风口间距离不少于 10 m，应采用负压、零泄漏的排风设备。

（四）人员管理要求

1. 人员配备　手术部（室）人员配备应符合国家有关规定。

2. 培训考核　医护人员、工勤人员应定期接受医院感染预防与控制知识的培训并进行考核。

3.人员管理

(1)应限制与手术无关人员及外来医疗器械厂商人员上台参与手术,并应限制其随意出入手术部(室);进入限制区的非手术人员应按照人员流动路线要求,在限制范围内活动。

(2)在满足手术基本需要的情况下应控制手术间人数。

(3)患有急性上呼吸道感染、感染性腹泻、皮肤疖肿、皮肤渗出性损伤等的医务人员不应进入手术部(室)的限制区。

(4)参加手术人员在实施手术前应做好个人的清洁。

(5)手术中应避免人员频繁走动和随意出入手术间。

(6)每个巡回护士同一时间宜只负责1台手术的配合。

(7)观摩人员管理要求:①观摩人员及临时需要进入限制区的人员应在获得手术部(室)管理者批准后由接待人员引导进入,不应互串手术间。②每个手术间不应超过3个观摩人员,观摩人员与术者距离应在30 cm以上,脚凳高度不应超过50 cm。

10.人员的着装:有以下要求。

(1)工作人员进入手术部(室),应先进行手卫生,再更换手术部(室)专用刷手服、鞋帽、外科医用口罩等;使用后及时更换。

(2)参与手术人员更衣前应摘除耳环、戒指、手镯等饰物,不应化妆。

(3)刷手服上衣应系入裤装内,手术帽应遮盖全部头发及发际,口罩应完全遮住口鼻。

(4)离开手术部(室)时应将手术衣、刷手服、鞋帽、口罩脱下并置于指定位置。

(5)手术部(室)的刷手服、手术衣不应在非手术科室使用,不同手术部(室)的刷手服、手术衣不宜单次混用。

(6)刷手服、手术衣面料应舒适、透气、防渗透、薄厚适中、纤维不易脱落、不起静电;用后及时清洗、消毒或灭菌。

(7)专用鞋应能遮盖足面,保持清洁干燥;每日清洁或消毒,遇污染及时更换。

三、口腔科感染预防与控制

(一)概念

本节PPT

1.口腔器械　用于预防、诊断、治疗口腔疾病和口腔保健的可重复使用器械、器具和物品。

2.高度危险口腔器械　穿透软组织、接触骨、进入或接触血液或其他无菌组织的口腔器械。

3.中度危险口腔器械　与完整黏膜相接触,而不进入人体无菌组织、器官和血流,也不接触破损皮肤、破损黏膜的口腔器械。

4.低度危险口腔器械　不接触患者口腔或间接接触患者口腔,参与口腔诊疗服务,虽有微生物污染,但在一般情况下无害,只有受到一定量的病原微生物污染时才造成危害的口腔器械。

5.口腔诊疗用水　在诊疗过程中,通过口腔综合治疗台水路,经牙科手机、三用枪、洁牙机和水杯注水器等进入口腔进的水。

(二)危险因素

1.气溶胶污染物　正常人体口腔内含有大量的细菌、病毒,而口腔诊疗操作技术绝大多数是有创操作,近距离、喷溅操作多,口腔诊疗过程中容易产生混有呼吸道分泌物、唾液、血液等污染物的气溶胶,来自患者呼吸道、血液的细菌、病毒是口腔科医务人员面对的主要感染风险。

2.口腔器械清洗消毒不到位　口腔器械结构形状复杂、腔隙多、体积小、精密程度高、周转频繁等,增加了清洗、消毒、灭菌的难度,导致患者之间交叉感染的概率很大。国外多次报道牙科诊所因医疗器械消毒不当导致就诊患者面临感染 HIV 及肝炎病毒等传染性疾病的风险。

3.口腔诊疗用水污染　口腔供水系统狭窄复杂、液体流动缓慢、间歇性使用等原因使水管内容易成为细菌和生物膜滋生的温床,且水路直径小而长,难以清洗消毒;而牙科手机使用中易回吸含有血液、唾液等冷却水,来自患者口腔的菌群造成水路二次污染。

4.其他　①口腔诊疗导致黏膜破损出血容易发生口腔内微生物引起的内源性感染风险。②口腔诊疗使用的锐利器械多,也会增加对操作人员血源性疾病传播风险。

(三)口腔科建筑布局与设施管理要求

1.口腔科建筑布局要求

(1)建筑布局应合理设置,环境整洁,通风良好,光线充足。

(2)建筑内至少应包括诊疗区(诊室、放射室等)、器械处理区、医疗辅助区(压缩空气设备区、负压吸引设备区、医疗废物暂存区和/或污水处理区)、候诊区、工作人员办公区及生活区域等。

(3)诊室、放射室、器械处理区、压缩空气设备区、候诊区应独立设置。

(4)设置与诊疗工作相匹配的流动水洗手和卫生手消毒设施,至少每两台牙科综合治疗台配备 1 个洗手设施,并方便医务人员使用。洗手池不可用于漱口、清洗器械及印模。

(5)压缩空气设备区进气口位置应远离污染源。

(6)负压吸引系统排气口应远离建筑主要出入口、压缩空气设备进气口和人群聚集场所。

(7)诊室内每台牙科综合治疗台的建筑面积和净使用面积按照《医疗机构基本标准(试行)》要求设置,按四手操作布局设计。

(8)两牙科综合治疗台间宜设物理隔断,隔断高度≥1800 mm,或两牙科综合治疗台间距≥2000 mm;牙科综合治疗台尾部距墙宜≥400 mm。

2.口腔科诊疗环境要求

(1)应保持环境整洁,牙科临床操作表面应每日清洁消毒,治疗区域内物体表面每日清洁,遇有血液或体液污染时即刻清洁消毒。

(2)其他物体表面(如桌面、工作座椅、牙科综合治疗台连接线路等)应每周清洁,遇有体液、血液污染时即可清洁消毒。

（3）用于口腔种植外科治疗的诊室应当是独立的诊疗间。

3. 口腔诊疗器械清洗消毒

（1）口腔诊疗区域和口腔诊疗器械清洗、消毒区域应当分开，布局合理，能够满足诊疗工作和口腔诊疗器械清洗、消毒工作的基本需要。

（2）口腔器械应一人一用一消毒和/或灭菌，按照口腔器械危险程度分类进行清洗消毒、灭菌及储存。

4. 口腔综合治疗台管理

（1）牙科综合治疗台及其配套设施应每日清洁、消毒，遇污染应及时清洁、消毒。

（2）每日工作开始前宜对口腔综合治疗台水路冲洗 2～3 min。每次治疗开始前和结束后及时踩脚闸冲洗管腔 20～30 s，以减少口腔液体回吸到口腔综合治疗台水路中造成污染；有条件可配备管腔防回吸装置或使用防回吸牙科手机。非消毒日，应在治疗结束后将独立储水罐中的水和口腔综合治疗台水路中的剩余水排空并干燥。

（3）口腔综合治疗台用水选用符合《生活饮用水卫生标准》GB 5749—2006 的生活饮用水，宜选用经水处理装置处理的水作为输入水。口腔外科操作、种植牙操作或为免疫缺陷患者口腔治疗时用水宜选择无菌水。

（4）口腔综合治疗台水路进行定期消毒，减少生物膜，降低微生物污染。

5. 口腔科环境清洁消毒

（1）口腔诊疗区域内应当保证环境整洁，每日对口腔诊疗、清洗、消毒区域进行清洁、消毒，对可能造成污染的诊疗环境表面及时进行清洁、消毒处理。

（2）每日定时通风或者进行空气净化。

（3）对口腔诊疗环境中高频接触、易污染、难清洁与消毒的表面，可采取屏障保护措施，用于屏障保护的覆盖物实行一用一更换。

（四）人员管理要求

（1）从事口腔诊疗服务和口腔诊疗器械消毒工作的医务人员应掌握口腔器械消毒及个人防护等医院感染预防与控制方面的知识；严格实施标准预防及手卫生，遵守各项工作流程。

（2）医务人员进行口腔诊疗操作时，应当戴口罩、帽子、手套，可能出现患者血液、体液喷溅时，应当戴护目镜或防护面屏，必要时穿隔离衣。

（3）每次操作前及操作后应当严格洗手或者手消毒，每治疗一个患者应当更换一副手套并洗手或者手消毒。口腔门诊手术时应戴无菌手套。

（4）诊疗操作时采用四手操作传递或交换器械，预防职业暴露发生。

（5）使用橡皮障屏障技术，主要目的是隔离术区，避免唾液、血液和其他组织液污染术区；减少医务人员和患者口内血液/液体和组织的接触，避免受到患者来源的感染；保护牙龈、舌以及口腔黏膜等软组织，防止手术中意外伤害等。

（6）其他降低感染风险的防控措施，如推荐治疗前使用漱口液含漱口腔，诊疗中充分吸唾等。

（7）诊疗过程中污染物可能喷溅到患者眼睛时，宜对患者给予相应防护。

四、内镜诊疗中心（室）感染预防与控制

本节 PPT

（一）概念

1. 内镜的种类　种类很多，涉及人体多个系统，由控制端与带有可操纵端的镜体组成。

（1）根据内镜结构不同，可分为硬式内镜及软式内镜。

硬式内镜：常用的有咽喉镜、关节镜、阴道镜、膀胱镜、腹腔镜等，其结构固定，无法弯曲。

软式内镜：用于疾病诊断、治疗的可弯曲的内镜。常用的有支气管镜、食管镜、胃镜、十二指肠镜、小肠镜、结肠镜、胆道镜等。

（2）根据内镜使用的部位不同，应达到的消毒因子作用水平也不同，分为灭菌内镜和消毒内镜。

灭菌内镜：凡进入人体无菌组织、器官或者经外科切口进入人体无菌腔室的内镜。常用的有腹腔镜、关节镜、脑室镜、胸腔镜、膀胱镜、胆道镜等。

消毒内镜：凡进入人体消化道、呼吸道等与黏膜接触的内镜，如喉镜、气管镜、支气管镜、胃镜、肠镜等。

2. 内镜附件　包括活检钳、细胞刷、圈套器、切开刀、导丝、碎石器、网篮、造影导管、高频电刀、激光刀、超声刀、穿刺套管、手术钳等。

3. 内镜相关感染的特点　由于内镜操作导致的感染，根据其病原菌来源不同分为内源性感染和外源性感染。

（1）内源性感染：由于内镜操作使正常菌群进入血流或其他无菌部位所致。如支气管镜检查期间，在镇静患者中抽吸口腔分泌物引起的肺炎和在行经内镜逆行胆胰管成像（endoscopic retrograde cholangiopancreatography，ERCP）期间胆道梗阻患者的菌血症。引起内源性感染的病原菌主要为肠球菌、表皮葡萄球菌及大肠埃希菌等。

（2）外源性感染：主要由于内镜及附件被污染，造成病原体传播所致。如由于清洗、消毒灭菌失败，导致内镜及附件细菌生物膜形成，是内镜相关感染发生的重要因素。引起外源性感染的病原菌主要为铜绿假单胞菌及其他革兰氏阴性杆菌、分枝杆菌、真菌、病毒等。

（二）危险因素

1. 内镜及附件清洗、消毒灭菌不规范　被污染的内镜未得到彻底的清洁消毒可导致病原体传播，是内镜相关外源性感染的重要原因。主要表现为内镜清洗不彻底，残留的有机物及无机盐干扰消毒灭菌效果；内镜管道形成细菌生物膜，导致消毒灭菌失败；消毒灭菌方法选择不正确或消毒剂使用不规范，未达到消毒灭菌效果；消毒后漂洗用水水质不合格或干燥不彻底，造成内镜再污染。自动清洗消毒机设计或使用不当等。

2. 内镜操作　由内镜操作使定植于人体非无菌腔道的微生物到达血液或其他无菌

部位,可引起内镜相关内源性感染。当内镜操作时,易使正常菌群移位,造成正常菌群定位改变,引起内镜相关感染;腔镜手术或进行内镜治疗操作使受检部位受损,移行的正常定植菌或内镜及附件的污染病原体侵入,均可导致血流感染的发生;腔镜手术时,由于手术操作不良,则易发生手术部位感染。

3. 宿主因素 当受检者合并恶性肿瘤、糖尿病、尿毒症、肝硬化、营养不良等,机体免疫功能下降,易发生内镜相关感染。

(三)内镜诊疗中心(室)建筑布局与设施管理要求

1. 区域要求 医疗机构宜建立集中的内镜诊疗中心(室)的,负责内镜诊疗及清洗消毒工作。其建筑面积应当与医疗机构的规模和功能相匹配,应设立患者候诊室(区)、诊疗室(区)、清洗消毒室(区)、内镜与附件储存库(柜)、办公区等。

2. 诊室要求 ①根据开展的内镜诊疗项目设置相应的诊疗室。诊疗室内的每个诊疗单位应包括诊查床 1 张、主机(含显示器)、吸引器、治疗车等,每个诊疗单位的净使用面积不得少于 20 m²。②不同系统(如消化、呼吸系统)软式内镜的诊疗工作应分室进行。

3. 清洗消毒室要求 内镜的清洗消毒应当与内镜的诊疗工作分开进行,分设单独的内镜诊疗室和清洗消毒室。

(1)内镜诊疗室:软式内镜及附件数量应于诊疗工作量相匹配,应配备手卫生设施及充足的个人防护用品。

(2)清洗消毒室:应通风良好,如采用机械通风,宜采取"上送下排"方式,换气次数宜≥10 次/h,最小新风量宜达到 2 次/h。不同系统(如消化、呼吸系统)软式内镜的清洗槽、内镜自动清洗消毒机应分开设置和使用,清洗消毒流程应做到由污到洁。应配备符合国家规范要求的清洗消毒设施、设备及耗材(如清洗剂、消毒剂、干燥剂、医用润滑剂等)。应配备防水围裙或防水隔离衣、医用外科口罩、护目镜或防护面罩、帽子、手套、专用鞋等个人防护用品。

4. 储存柜要求 内镜与附件储存库(柜)内表面应光滑、无缝隙,便于清洁和消毒,通风良好,保持干燥。

5. 灭菌内镜要求 灭菌内镜的诊疗应当在达到手术标准的区域内进行,并按照手术区域的要求进行。

(四)人员管理要求

(1)根据工作量合理配置人员数量,相对固定的专人从事内镜清洗消毒工作。

(2)从事内镜诊疗和内镜清洗消毒的工作人员应接受相应的岗位培训和继续教育,应当掌握内镜及附件的清洁、消毒、灭菌的知识与技能,清洗剂、消毒剂及清洗消毒设备的使用方法,标准预防及职业安全防护原则和方法,医院感染预防与控制相关知识。

(3)内镜及附件的清洗、消毒或灭菌必须严格按照规范的清洗、消毒或灭菌程序进行。须重点关注床旁预处理、测漏、手工清洗、消毒、终末漂洗、干燥与储存,确保每一操作处理规范,保证清洗消毒效果。

(4)工作人员进行内镜诊疗或者清洗消毒时,应遵循标准预防原则,按照隔离防护要求做好个人防护,穿戴必要的防护用品,以防接触感染因子和有毒的化学因子。内镜诊疗中心(室)不同区域人员防护着装要求见表2-2。

表2-2　内镜诊疗中心(室)不同区域人员防护着装要求

区域	防护着装						
	工作服	手术帽	口罩	手套	护目镜/面屏	防水围裙/防水隔离衣	专用鞋
诊疗室	√	√	√	√	△	—	—
清洗消毒室	√	√	√	√	√	√	√

注:√应使用,△宜使用

五、发热门诊感染预防与控制

本节PPT

(一)概念

1. 清洁区　进行呼吸道传染病诊治的病区中,不易受到患者体液(血液、组织液等)和病原体等物质污染及传染病患者不应进入的区域。

2. 污染区　进行呼吸道传染病诊治的病区中,传染病患者和疑似传染病患者接受诊疗的区域,以及被其体液(血液、组织液等)、分泌物、排泄物污染物品暂存和处理的场所。

3. 缓冲间　进行呼吸道传染病诊治的病区中清洁区与潜在污染区之间、潜在污染区与污染区之间设立的两侧均有门的过渡间(两侧的门不同时开启,为医务人员的准备间)。

4. 两通道　进行呼吸道传染病诊治的病区中医务人员通道和患者通道(医务人员通道、出入口设在清洁区一端,患者通道、出入口设在污染区一端)。

(二)危险因素

发热门诊是医院传染病患者接诊筛查的第一道防线,如果布局流程管理不规范、患者隔离安置不合理、手卫生及个人防护不到位、环境清洁消毒不到位,易导致传染病院内传播与流行。

(三)发热门诊建筑布局与设施管理要求

1. 选址要求　发热门诊应设置于医疗机构内独立的区域,标识醒目,具备独立出入口,与其他门诊、急诊及病区相隔离,防止人流、物流交叉。医院门口、门诊大厅和院区内相关区域要设立醒目的指示标识,指引发热患者至发热门诊就诊。发热门诊硬件设施要符合呼吸道传染病防控要求。

2. 区域要求　发热门诊规范设置污染区和清洁区,污染区和清洁区之间设置缓冲间。各区之间有物理隔断,相互无交叉,各区域和通道出入口设有醒目标识。该区域功能齐全,设置分诊、接诊、挂号、收费、药房、检验、诊查、隔离观察、治疗、医护人员更衣、缓冲、专用卫生间等功能用房。

3.空调要求 发热门诊的空调系统应独立设置,设新风系统。设中央空调系统的,各区应独立设置。

4.通风与空气消毒要求 发热门诊业务用房应首选自然通风,所有业务用房窗户应可开启,保持室内良好通风。通风不良时需加装机械通气装置。如使用机械通风,应控制气流方向,由清洁区→缓冲间→污染区。应配置空气消毒设施。

5.手卫生设施要求 所有功能空间均应设手卫生设施,应为非触摸式流动水洗手设施。

6.防护用品配备要求 发热门诊应配备符合标准、数量充足、方便可及的个人防护用品。

7.环境清洁消毒要求 实时或定时对环境、空气进行清洁消毒,医疗设备等物体表面、织物等处置应符合《医疗机构消毒技术规范》等相关规定。

8.污水排放及废物管理要求 污水排放和医疗废物、生活垃圾的分类、收集、存放与处置应符合医疗废物管理相关法规要求。

(四)人员管理要求

1.患者管理

(1)严格对患者进行传染病预检分诊,发热患者应至发热门诊就诊。落实发热门诊闭环就诊流程,原则上挂号、就诊、交费、标本采集、检验、影像检查、取药等诊疗活动全部在该区域完成。

(2)应宣教指导、监督患者做好个人防护、手卫生、呼吸道卫生咳嗽礼仪等疾病防控措施。

(3)规范隔离安置疑似或确诊传染病患者。

2.工作人员

(1)发热门诊应配备具有呼吸道传染病或感染性疾病诊疗经验的医务人员,并熟练掌握传染病防控知识、医院感染控制、消毒隔离、个人防护等要求。

(2)发热门诊工作人员上岗前必须接受感染防控相关知识培训,上岗时按照医务人员分级防护要求做好职业防护措施。

(3)发热门诊实行24 h值班制,并严格落实首诊负责制,不得拒诊、拒收发热患者。

(4)工作人员进出发热门诊,应按照防护要求正确穿脱个人防护用品。

🌢【思考题】

1.简述重症监护室人员管理要求。

2.简述手术室感染预防与控制要点

3.简述口腔诊疗操作时医务人员防护要求。

4.简述内镜相关感染的危险因素。

5.简述内镜诊疗中心(室)感染预防与控制要点。

6.简述发热门诊感染防控要求。

第五节　重点部位医院感染预防与控制

●【学习目标】

1. 掌握不同器械相关感染、手术部位医院感染预防与控制措施。
2. 了解手术部位医院感染的感染原及易感因素。
3. 了解器械相关感染的发病机制及危险因素。

医院感染的重点部位,是指医院感染预防与控制过程中由于风险高、发病率高而需重点关注的感染部位,如血管导管相关血流感染、导尿管相关尿路感染、呼吸机相关肺炎、手术部位感染等。

一、器械相关感染医院预防与控制

器械相关感染是指患者在使用某种相关器械48 h后或停止使用某种器械(如呼吸机、导尿管、血管导管等)48 h内出现了相关感染,且有证据表明此感染与该器械使用相关,对器械最短使用时间没有要求,包括血液导管相关感染、导尿管相关尿路感染和呼吸机相关肺炎。

随着患者诊疗需求的不断提升,诊疗过程中侵入性器械应用越来越多,尤其是危重症患者。侵入性器械破坏皮肤黏膜屏障,为感染原/传染源提供了入侵途径,美国全国医疗安全网(NHSN)监测数据显示侵入性操作相关感染占HAI的60%以上,感染后可造成病死率增加、延长住院时间、增加管路留置时间及增加患者经济负担等严重后果。大多数医院感染是可防可控的,尤其是侵入性器械相关感染,因此器械相关感染的预防与控制至关重要。

本节重点讲述血管导管相关感染、导尿管相关尿路感染和呼吸机相关肺炎的预防与控制。

(一)血管导管相关感染预防与控制

1. 概述　血管导管相关感染(vessel catheter associated infection,VCAI)是指留置血管导管期间及拔除血管导管后48 h内发生的原发性,且与其他部位感染无关的感染,包括血管导管相关局部感染和血流感染。患者局部感染时出现红、肿、热、痛、渗出等炎症表现,血流感染除局部表现外还会出现发热(>38 ℃)、寒战或低血压等全身感染表现。血流感染实验室微生物学检查结果:外周静脉血培养细菌或真菌阳性,或者从导管尖端和外周血培养出相同种类、相同药物敏感试验结果的致病菌。

血管内留置导管在临床上广泛应用,尤其是中心静脉导管(central venous catheter,CVC)是抢救危重患者的必需通道,广泛用于输液、输血、药物治疗、肠道外营养、中心静脉压监测、血液透析和心血管疾病的介入诊治等,为临床抢救工作带来快捷和方便,但随之而来的血管导管相关感染,尤其是导管相关性血流感染(catheter-related bloodstream infection,

CRBSI)不容忽视。本部分重点讲述血管导管相关性血流感染危险因素及预防与控制。

2. 流行病学　美国疾病预防控制中心统计,ICU 内医院获得性感染约 20% 为血流感染(BSI),其中近 87% 与中心静脉导管有关,而 ICU 内 BSI 的病死率为 20%～60%。美国每年发生 CRBSI 约 25 万人次,患者死亡率增加 10%～20%,平均延长住院日达 7 d,每例感染治疗费用达 3700～29 000 美元。

常见病原菌为革兰氏阳性球菌,包括表皮葡萄球菌、金黄色葡萄球菌、溶血葡萄球菌及肠球菌。此外还有真菌如白念珠菌等、革兰氏阴性杆菌(主要包括大肠埃希菌、铜绿假单胞菌、肺炎克雷伯菌等),往往有多种细菌混合感染。

3. 发病机制及危险因素

(1)血管内留置导管感染可由多种因素所致。最主要的因素是穿刺点皮肤污染细菌沿皮下导管及其远端定植。其次为输液系统的污染,包括各接口、加药导口、输液装置、药液配制等环节。

(2)此外 CVC 细菌定植及相关血流感染还与导管类型、基础疾病类型、肠外营养,以及患者年龄、置管部位等因素有关。临床上以经股静脉置管多见,其相关感染发生率比经锁骨下静脉为高。原因是下肢静脉血流相对缓慢,另外,股静脉靠近会阴部,细菌容易入侵定植。

(3)除上述因素外,此类感染与导管材质、插管技术和置管后护理关系十分密切。

4. 血管内导管相关血流感染的预防与控制

(1)置管前预防措施:①严格掌握置管指征,减少不必要的置管。②对患者置管部位和全身状况进行评估,选择能够满足病情和诊疗需要的管腔最少,管径最小的导管。选择合适的留置部位,中心静脉置管成人建议首选锁骨下静脉,其次选颈内静脉,不建议选择股静脉;连续性肾脏替代治疗时建议首选颈内静脉。③置管使用的医疗器械、器具、各种敷料等医疗用品应当符合医疗器械管理相关规定的要求,必须无菌。④患疖、湿疹等皮肤病或呼吸道疾病的医务人员,在未治愈前不应进行置管操作。⑤如为血管条件较差的患者进行中心静脉置管或经外周静脉置入外周中心静脉导管(PICC)有困难时,有条件的医院可使用超声引导穿刺。

(2)置管中预防措施:①严格执行无菌技术操作规程。植入中心静脉导管、外周中心静脉导管、中线导管、植入全植入式血管通路(输液港)时,必须遵守最大无菌屏障要求,戴工作圆帽、医用外科口罩,按《医务人员手卫生规范》有关要求执行手卫生并戴无菌手套、穿无菌手术衣或无菌隔离衣、铺覆盖患者全身的大无菌单。置管过程中手套污染或破损时应立即更换。置管操作辅助人员应戴工作圆帽、医用外科口罩、执行手卫生。完全植入式导管(输液港)的植入与取出应在手术室进行。②采用符合国家相关规定的皮肤消毒剂消毒穿刺部位。建议采用含氯己定(曾称洗必泰)醇浓度>0.5% 的消毒液进行皮肤局部消毒。③中心静脉导管置管后应当记录置管日期、时间、部位、置管长度,导管名称和类型、尖端位置等,并签名。

(3)置管后预防措施:包含以下几个方面。

1)应当尽量使用无菌透明、透气性好的敷料覆盖穿刺点,对高热、出汗、穿刺点出血、渗出的患者可使用无菌纱布覆盖。

2）应当定期更换置管穿刺点覆盖的敷料。更换间隔时间为:无菌纱布至少1次/2 d，无菌透明敷料至少1次/周，敷料出现潮湿、松动、可见污染时应当及时更换。

3）医务人员接触置管穿刺点或更换敷料前，应当严格按照《医务人员手卫生规范》有关要求执行手卫生。

4）中心静脉导管及PICC，尽量减少三通等附加装置的使用。保持导管连接端口的清洁，每次连接及注射药物前，应当用符合国家相关规定的消毒剂，按照消毒剂使用说明对端口周边进行消毒，待干后方可注射药物；如端口内有血迹等污染时，应当立即更换。

5）应当告知置管患者在沐浴或擦身时注意保护导管，避免导管淋湿或浸入水中。

6）输液1 d或者停止输液后，应当及时更换输液管路。输血时，应在完成每个单位输血或每隔4 h更换给药装置和过滤器；单独输注静脉内脂肪剂(IVFE)时，应每隔12 h更换输液装置。外周及中心静脉置管后，应当用不含防腐剂的0.9%氯化钠注射液或肝素盐水进行常规冲封管，预防导管堵塞。

7）严格保证输注液体的无菌。

8）紧急状态下的置管，若不能保证有效的无菌原则，应当在2 d内尽快拔除导管，病情需要时更换穿刺部位重新置管。

9）应当每天观察患者导管穿刺点及全身有无感染征象。当患者穿刺部位出现局部炎症表现，或全身感染表现的，怀疑发生血管导管相关感染时，建议综合评估决定是否需要拔管。如怀疑发生中心静脉导管相关性血流感染，拔管时建议进行导管尖端培养、经导管取血培养及经对侧静脉穿刺取血培养。

10）医务人员应当每天对保留导管的必要性进行评估，不需要时应当尽早拔除导管。

11）若无感染征象时，血管导管不宜常规更换，不应当为预防感染而定期更换中心静脉导管、肺动脉导管和脐带血管导管。成人外周静脉导管3～4 d更换一次；儿童及婴幼儿使用前评估导管功能正常且无感染时可不更换。外周动脉导管的压力转换器及系统内其他组件(包括管理系统，持续冲洗装置和冲洗溶液)应当每4 d更换一次。不宜在血管导管局部使用抗菌软膏或乳剂。

12）各类血管导管相关感染的特别预防措施。长期置管患者多次发生血管导管相关血流感染时，可预防性使用抗菌药物溶液封管。

（二）导尿管相关尿路感染预防与控制

1.概述　导尿管相关尿路感染(catheter-associated urinary tract infection,CAUTI)，是指患者留置导尿管后，或者拔除导尿管48 h内发生的泌尿系统感染。是医院感染中最常见的感染类型。

2.流行病学

（1）国内报道:尿路感染占医院感染的20.8%～31.7%，仅次于呼吸道感染，其中80%的院内尿路感染与留置导尿有关。

（2）国外报道:每年超过100万例患CAUTI患者，占医院获得性感染的40%，医院获得性尿路感染的80%；每年用于医院获得性尿路感染的费用为4.24亿～4.51亿美元。

致病菌大多为革兰氏阴性杆菌，约占80%，以大肠埃希菌和假单胞菌为主。近年来革兰氏阳性球菌比例在逐渐上升,肠球菌属和葡萄球菌属引起的感染明显增多。由于普遍使用器械检查和抗菌药物,耐药菌株常见。少数长期留置导尿的患者中可以发生两种以上病原菌混合感染。导管相关的尿路感染中1%~5%的患者可并发菌血症和/或脓毒症,革兰氏阴性杆菌菌血症中约有30%来源于尿路,且细菌呈多重耐药。

3. 发病机制及危险因素　正常情况下细菌进入尿道并不一定发生尿路感染,由于正常尿液的 pH、高渗透压、有机酸和免疫球蛋白等抗菌活性物质均不利于细菌生长。留置导尿或尿道操作时污染的导尿管及器械造成细菌入侵,细菌定植于膀胱并沿导尿管上行。机械操作可损伤尿路黏膜、破坏生理屏障,同时损伤的黏膜充血、出血、水肿为细菌生长、繁殖提供了条件。

导管相关的尿路感染还与导尿管留置的时间有关。从导尿后的中段尿培养发现在导尿后24~96 h,细菌培养的阳性率从3.2%上升至34.4%。其原因:一是插导管时将细菌带入;二是尿管长期置于尿道内,破坏了尿道的正常生理环境,破坏了膀胱对细菌的机械防御,从而削弱尿道黏膜对细菌的抵抗力,影响膀胱对细菌的冲刷作用,致使细菌容易逆行至泌尿系统生长繁殖从而引发感染。菌尿的感染发生率随留置导管的时间延长而增高,其感染率为1.86%~93.30%。不合理长期使用抗菌药物是真菌性泌尿道感染的危险因素。

4. 导尿管相关尿路感染的预防与控制

(1)置管前:①严格掌握留置导尿管的适应证,避免不必要的留置导尿。②仔细检查无菌导尿包,如导尿包过期,外包装破损、潮湿,不应当使用。③根据患者年龄、性别、尿道等情况选择合适大小、材质等的导尿管,最大限度降低尿道损伤和尿路感染。④对留置导尿管的患者,应当采用密闭式引流装置。⑤告知患者留置导尿管的目的、配合要点和置管后的注意事项。

(2)置管时:①医务人员要严格按照《医务人员手卫生规范》,认真洗手后,戴无菌手套实施导尿术。②严格遵循无菌操作技术原则留置导尿管,动作要轻柔,避免损伤尿道黏膜。③正确铺无菌巾,避免污染尿道口,保持最大的无菌屏障。④充分消毒尿道口,防止污染。要使用合适的消毒剂棉球消毒尿道口及其周围皮肤黏膜,棉球不能重复使用。男性:先洗净包皮及冠状沟,然后自尿道口、龟头向外旋转擦拭消毒。女性:先按照由上至下,由内向外的原则清洗外阴,然后清洗并消毒尿道口、前庭、两侧大小阴唇,最后为会阴、肛门。⑤导尿管插入深度适宜,插入后,向水囊注入10~15 mL 无菌溶液,轻拉尿管以确认尿管固定稳妥,不会脱出。⑥置管过程中,指导患者放松,协调配合,避免污染,如尿管被污染应当重新更换尿管。

(3)置管后:①妥善固定尿管,避免打折、弯曲,保证集尿袋高度低于膀胱水平,避免接触地面,防止逆行感染。②保持尿液引流装置密闭、通畅和完整,活动或搬运时夹闭引流管,防止尿液逆流。③应当使用个人专用的收集容器及时清空集尿袋中尿液。清空集尿袋中尿液时,要遵循无菌操作原则,避免集尿袋的出口触碰到收集容器。④留取小量尿标本进行微生物病原学检测时,应当消毒导尿管后,使用无菌注射器抽取标本送检。留取大量尿标本时(此法不能用于普通细菌和真菌学检查),可以从集尿袋中采集,避免打开导尿管和集尿袋的接口。⑤不应当常规使用含消毒剂或抗菌药物的溶液进行膀胱冲洗或灌注以预防尿路感染。⑥应当保持尿道口清洁,大便失禁的患者清洁后还应当进行消毒。留置导尿管期间,应当每日清洁或冲洗尿道口。⑦患者沐浴或擦身时应当注意对导管的保护,不应当把导管浸入水中。⑧长期留置导尿管患者,不宜频繁更换导尿管。若导尿管阻塞或不慎脱出时,以及留置导尿装置的无菌性和密闭性被破坏时,应当立即更换导尿管。⑨患者出现尿路感染时,应当及时更换导尿管,并留取尿液进行微生物病原学检测。⑩每天评估留置导尿管的必要性,不需要时尽早拔除导尿管,尽可能缩短留置导尿管的时间。⑪对长期留置导尿管的患者,拔除导尿管时,应当训练膀胱功能。⑫医护人员在维护导尿管时,要严格执行手卫生。

(三)呼吸机相关性肺炎预防与控制

1. **概念** 呼吸机相关性肺炎(ventilator-associated pneumonia,VAP)是指气管插管或气管切开患者在接受机械通气 48 h 后发生的肺炎,撤机、拔管 48 h 内出现的肺炎。VAP 是 ICU 获得性肺炎中最常见的类型之一。国外报道,VAP 发病率为 6%~52% 或(1.6~52.7)例/1000 机械通气日,病死率为 14%~50%;若病原菌是多重耐药菌或泛耐药菌,病死率可达 76%,归因死亡率为 20%~30%。在我国,VAP 发病率为 4.7%~55.8% 或(8.4~49.3)例/1000 机械通气日,病死率为 19.4%~51.6%。VAP 导致机械通气时间延长 5.4~14.5 d,ICU 滞留时间延长 6.1~17.6 d,住院时间延长 11.0~12.5 d。在美国,VAP 导致住院费用增加超过 4000 美元/每次住院。

2. **流行病学** 医院获得性肺炎(HAP)/VAP 在内的下呼吸道感染居医院获得性感染构成比之首。中国 13 家大型教学医院的 HAP 临床调查:呼吸科普通病房 HAP 发病率 0.9%,呼吸重症监护病房(RICU)HAP 发病率 15.3%,平均全因死亡率 22.3%。

综合多项临床调查结果:机械通气患者中 VAP 发病率为 9.7%~48.4%,或 1.3~28.9 例/1000 机械通气日,病死率为 21.2%~43.2%。

根据发病时间,可将 VAP 分为早发 VAP 和晚发 VAP。早发 VAP 发生在机械通气≤4 d,主要由对大部分抗菌药物敏感的病原菌,如对甲氧西林敏感的金黄色葡萄球菌、肺炎链球菌等引起;晚发 VAP 发生在机械通气≥5 d,主要由多重耐药菌或泛耐药菌,如铜绿假单胞菌、鲍曼不动杆菌、耐甲氧西林金黄色葡萄球菌(MRSA)引起。

3. **发病机制及危险因素** VAP 的发病机制主要与口咽部分泌物误吸(aspiration)和被污染的气溶胶吸入(inhalation)有关。约有 10% 的健康人口咽部有革兰氏阴性杆菌定居,而住院和应激状态可增加细菌的定居。口咽部革兰氏阴性杆菌定植与病情严重程度相关,且随住院时间延长而增加。相关研究报道中度病情者口咽部革兰氏阴性杆菌定植率为 16%~35%,重症病例则增至 57%~73%。年龄亦影响口咽部革兰氏阴性杆菌定植,老年人尤为显著。其他的相关因素还有抗菌药物应用、胃液反流、大手术、基础疾病、内环境紊乱、糖尿病、酸中毒等。建立人工气道(气道插管或气管切开)及机械通气的患者,口咽部与下呼吸道的屏障直接受到损害,口咽部分泌物经气管内壁与导管气囊间隙进入呼吸道,损伤气管纤毛上皮细胞及其纤毛运动。插管提供了细菌进入下呼吸道的机会,同时又成为细菌繁殖的场所。细菌可在插管表面形成生物被膜,从而保护细菌不受抗菌药物或宿主防御的作用。有研究认为,积聚的细菌可因通气气流、插管操作、吸痰而脱落,阻塞下呼吸道,导致肺炎。细菌亦可在呼吸机管道内定植形成凝集物进入下呼吸道。这些机制均可明显增加 VAP 的发生率。重复气管插管患者再次插管时，在口咽部及胃腔内定植的革兰氏阴性杆菌更易进入下呼吸道。一般认为使用呼吸机<24 h 者很少发生 VAP，而超过 4 d 者 VAP 的发生率则明显增加，因此人工气道、机械通气与 VAP 密切相关。

气溶胶吸入（指极小的液体或固体微粒悬浮于空气中）主要是因为串联于呼吸机上的雾化装置、吸引管、气管插管、呼吸机管道等被污染，这些微粒可成为带菌颗粒。较大微粒（>5 μm）常沉积于鼻咽部和气管，较小微粒（<5 μm）则可直接到达细支气管和肺泡而引起 VAP。带菌的呼吸机管道冷凝水倒流入患者气道也可以引起细菌的直接种植。此外，受污染的雾化器除对使用患者直接造成危害外，尚可污染病室空气成为患者间交叉感染的来源。据测试雾化器产生的雾粒可由呼气活瓣散发至 10 m 以外。

胃肠道定植菌逆行与吸入也是 VAP 的发病机制之一。近年研究表明胃肠道是内源性感染致病菌的主要来源，胃肠道是革兰氏阴性杆菌最主要的定植场所，胃腔内细菌的逆行则是口咽部致病菌定植的重要途径。正常胃液 pH 为 1.0，胃腔细菌很少。当胃液 pH≥4.0 时，微生物可在胃中大量繁殖，在高龄、营养不良、胃酸缺乏、肠梗阻及上消化道疾病，以及接受胃肠营养、止酸剂和 H_2 受体阻滞剂预防治疗的患者尤为常见。机械通气前及期间多种广谱抗菌药物的应用，可改变患者正常微生物的寄生，杀灭了敏感的非致病菌，致病菌随之大量繁殖，而 ICU 的患者病情重、免疫功能常常下降或抑制，不能有效清除过度繁殖的致病菌，使 VAP 发生机会增加，细菌耐药性发生改变。

此外，医务人员的手在护理、操作、吸痰引流时未做到严格的消毒隔离措施，手上的细菌可以直接被带入患者的气道内，种植于下呼吸道引起 VAP。

4. VAP 的预防与控制

（1）与器械相关的预防措施：包括以下几个方面。

1）呼吸机清洁与消毒：呼吸机的消毒主要是指对呼吸机整个气路系统，如呼吸回路、传感器、内部回路及机器表面的消毒。

2）呼吸回路的更换：呼吸回路污染是导致 VAP 的外源性因素之一。已有的研究发现，机械通气患者无须定期更换呼吸回路，当管路破损或污染时应及时更换。

3）湿化器类型对 VAP 发生的影响：在 VAP 的预防方面加温湿化（heated humidity，HH）和湿热交换器（heat and moisture exchanger，HME），孰优孰劣仍存争议。建议机械通气患者可采用 HME 或含加热导丝的 HH 作为湿化装置。

4）HME 的更换：机械通气患者若使用 HME 应定期更换，当 HME 受污、气道阻力增加时应及时更换。

5）细菌过滤器：常放置在吸气管路和/或呼气管路端。细菌过滤器的缺点是可增加气道阻力和无效腔。对疑似或确诊为肺结核的机械通气患者，应在呼气管路端放置细菌过滤器，避免污染呼吸机和周围环境。

6）吸痰装置及更换频率：吸痰对清除气道分泌物、维持气道通畅、改善氧合具有重要意义。以往多采用开放式吸痰装置，但由于在操作过程中需要分离患者与呼吸机间的管道连接，不利于保持气道压力和密闭性。20 世纪 80 年代后期引入了密闭式吸痰装置，因其不影响患者与呼吸机管路的连接，可维持呼气末正压和减少对周围环境的污染，临床上应用日渐增多。目前研究表明，采用开放式或密闭式吸痰装置均对预防 VAP 的发生无显著差异。除非破损或污染,机械通气患者的密闭式吸痰装置无须每日更换。

7)纤维支气管镜:ICU 的纤维支气管镜操作是 VAP 发生的独立危险因素。因此,日常诊疗操作中应格外关注纤维支气管镜的清洗消毒、灭菌和维护。

(2)与操作有关的预防措施:有以下几个方面。

1)气管插管路径与鼻窦炎防治:相关研究认为,尽管经口气管插管的气道并发症较经鼻气管插管多,但经口气管插管可降低鼻窦炎的发病率。

2)声门下分泌物引流:上气道分泌物可聚集于气管导管球囊上方,造成局部细菌繁殖,分泌物可顺气道进入肺部,导致肺部感染。因此采用声门下分泌物引流可有效预防肺部感染。

3)气管切开的时机:长期机械通气的患者常需要行气管切开术,相对于气管插管,气管切开能减少无效腔、增加患者的舒适度、利于口腔护理和气道分泌物引流,可能有助于缩短机械通气时间。但由于是有创性操作,可出现出血、皮下/纵隔气肿及气道狭窄等并发症,因此选择气管切开的时机非常重要。多项研究界定早期气管切开为机械通气 8 d 以内,晚期气管切开为机械通气 13 d 以上。早期行气管切开并不能降低已建立人工气道患者 VAP 的发病率,且两者对早期病死率的影响无明显差别。

4)动力床治疗:是对机械通气的重症患者使用可持续旋转及保持至 50° 以上翻转的护理床,减少患者因长期卧床而出现的并发症。其通常包括横向旋转治疗、振动治疗和连续振荡治疗等方法。机械通气患者应用动力床治疗可降低 VAP 的发病率。

5)抬高床头使患者保持半坐卧位:在保证患者可以耐受,且不影响医疗效果、不增加护理难度的条件下,抬高床头使患者保持半坐卧位可提高氧合,减少面部水肿,减少肠内营养患者出现反流和误吸,从而降低 VAP 的发病率。

6)俯卧位通气:较早的研究指出,俯卧位通气用于急性肺损伤和急性呼吸窘迫综合征患者,可在一定程度上降低 VAP 的发病率、缩短机械通气时间及 ICU 滞留时间。但近年的研究显示,俯卧位通气不能降低 VAP 的发病率及病死率,其可行性与安全性也限制了其应用。

7)肠内营养:鼻饲方法常为经鼻胃管、经鼻十二指肠管及经鼻空肠管等途径。机械通气患者选择经鼻肠管进行营养支持可降低 VAP 的发病率。

8)气管内导管套囊的压力:持续监测套囊压力并使压力控制在 25 cmH$_2$O,可有效降低 VAP 的发病率。应定期监测气管内套管的套囊压力。

9)控制外源性感染:加强医护人员手卫生可降低 VAP 发病率。

10)口腔卫生:护理方法包括使用生理盐水、氯己定或碘伏(聚维酮碘)冲洗,用牙刷刷洗牙齿和舌面等。机械通气患者使用氯己定进行口腔护理可降低 VAP 的发病率。

11)治疗呼吸机相关性气管支气管炎可有效降低 VAP 的发病率。

(3)药物预防:①机械通气患者不常规使用雾化吸入抗菌药物预防 VAP。②机械通气患者不应常规静脉使用抗菌药物预防 VAP,如头部外伤或创伤患者需要应用时,应考虑细菌耐药问题。③机械通气患者可考虑使用选择性消化道去污染或选择性口咽部去污染。④益生菌:机械通气患者不建议常规应用肠道益生菌预防 VAP。⑤预防应激性溃疡:目前预防应激性溃疡的药物主要有胃黏膜保护剂(硫糖铝)和胃酸抑制剂(抗酸剂、质

子泵抑制剂和 H_2 受体拮抗剂）。选用硫糖铝预防机械通气患者的应激性溃疡,可降低 VAP 的发生率,但需评估消化道出血的风险。

（4）集束化方案：①抬高床头。②每日唤醒和评估能否脱机、拔管。③预防应激性溃疡。④预防深静脉血栓。⑤其他措施：口腔护理、清除呼吸机管路的冷凝水、手卫生等。

二、手术部位医院感染预防与控制

本节 PPT

外科手术必然会带来手术部位皮肤和组织的损伤,当手术切口的微生物污染达到一定程度时,会发生手术部位感染（surgical site infection,SSI）。SSI 包括切口感染和手术涉及的器官或腔隙的感染,SSI 的危险因素包括患者方面和手术方面。患者方面的主要因素是年龄、营养状况、免疫功能、健康状况等;手术方面的主要因素是术前住院时间、备皮方式及时间、手术部位皮肤消毒、手术室环境、手术器械的灭菌、手术过程的无菌操作、手术技术、手术持续的时间、预防性抗菌药物使用情况等。

（一）SSI 概念与诊断标准

手术部位感染是指术后 30 d 内发生的表浅切口、深部切口、器官腔隙感染;以及有植入物留置体内的手术后 1 年内发生的与手术有关并涉及深层切口或腔隙的感染。

1. 手术切口类别　根据外科手术切口微生物污染情况,外科手术切口分为清洁切口、清洁-污染切口、污染切口、感染切口,见表 2-3。常见手术切口类别具体分类详见表 2-4。切口分类是决定患者术后是否需要预防性应用抗菌药物的重要依据。清洁手术切口感染率要求 ≤1.5%,中国医院感染监测网医院感染现患率调查数据显示,2020 年监测 1743 家不同规模医院I类手术81 716 例,手术部位感染发生 715 例,I类切口手术部位感染率为 0.87%,不同床位数手术部位感染率 0.45%~0.96%,以床位数≥900 张的医院最高。

表 2-3　手术切口类别

切口类别	定义
Ⅰ类切口（清洁手术）	手术不涉及炎症区,不涉及呼吸道、消化道、泌尿生殖道等人体与外界相通的器官
Ⅱ类切口（清洁-污染手术）	上、下呼吸道,上、下消化道,泌尿生殖道手术,或经以上器官的手术,如经口咽部手术、胆管手术、子宫全切除术、经直肠前列腺手术,以及开放性骨折或创伤手术等
Ⅲ类切口（污染手术）	造成手术部位严重污染的手术,包括手术涉及急性炎症但未化脓区域;胃肠道内容物有明显溢出污染;新鲜开放性创伤但未经及时扩创;无菌技术有明显缺陷如开胸、心脏按压者
Ⅳ类切口（污染-感染手术）	有失活组织的陈旧创伤手术;已有临床感染或脏器穿孔的手术

注：①目前我国在病案首页中将手术切口分为Ⅰ、Ⅱ、Ⅲ类,其Ⅰ类与本表中Ⅰ类同,Ⅱ类相当于本表中Ⅱ、Ⅲ类,Ⅲ类相当于本表中Ⅳ类,应注意两种分类的区别。②病案首页 0 类系指体表无切口或经人体自然腔道进行的操作以及经皮腔镜操作。

表2-4 常见手术切口类别分类

手术名称	切口类别
脑外科手术(清洁,无植入物)	I
脑外科手术(经鼻窦、鼻腔、口咽部手术)	II
脑脊液分流术	I
脊髓手术	I
眼科手术(如白内障、青光眼或角膜移植、泪囊手术、眼穿通伤)	I、II
头颈部手术(恶性肿瘤,不经口咽部黏膜)	I
头颈部手术(经口咽部黏膜)	II
颌面外科(下颌骨折切开复位或内固定,面部整形术有移植物手术,正颌手术)	I
耳鼻喉科(复杂性鼻中隔成形术,包括移植)	II
乳腺手术(乳腺癌、乳房成形术,有植入物如乳房重建术)	I
胸外科手术(食管、肺)	II
心血管手术(腹主动脉重建、下肢手术切口涉及腹股沟、任何血管手术植入人工假体或异物,心脏手术、安装永久性心脏起搏器)	I
肝、胆系统及胰腺手术	II、III
胃、十二指肠、小肠手术	II、III
结肠、直肠、阑尾手术	II、III
经直肠前列腺活检	II
泌尿外科手术:进入泌尿道或经阴道的手术(经尿道膀胱肿瘤或前列腺切除术、异体植入及取出,切开造口、支架的植入及取出)及经皮肾镜手术	II
泌尿外科手术:涉及肠道的手术	II
有假体植入的泌尿系统手术	II
经阴道或经腹腔子宫切除术	II
腹腔镜子宫肌瘤剔除术(使用举宫器)	II
羊膜早破或剖宫产术	II
人工流产-刮宫术引产术	II
会阴撕裂修补术	II、III
皮瓣转移术(游离或带蒂)或植皮术	II
关节置换成形术、截骨、骨内固定术、腔隙植骨术、脊柱术(应用或不用植入物、内固定物)	I
外固定架植入术	II
截肢术	I、II
开放骨折内固定术	II

2. 诊断标准　手术部位感染分为表浅手术切口感染、深部手术切口感染、器官/腔隙感染。手术部位医院感染诊断标准见表2-5。

表2-5　手术部位医院感染诊断标准

部位	定义	临床诊断	病原学诊断	说明
表浅手术切口感染	仅限于切口涉及的皮肤和皮下组织,感染发生于术后30 d内	具有下述两条之一即可诊断: (1)表浅切口有红、肿、热、痛,或有脓性分泌物 (2)临床医师诊断的表浅切口感染	临床诊断基础上细菌培养阳性	(1)创口包括外科手术切口和意外伤害所致伤口,为避免混乱,不用"创口感染"一词,与伤口有关感染参照皮肤软组织感染诊断标准 (2)切口缝合针眼处有轻微炎症和少许分泌物不属于切口感染 (3)切口脂肪液化,液体清亮,不属于切口感染
深部手术切口感染	无植入物手术后30 d内、有植入物(如人工心脏瓣膜、人造血管、机械心脏、人工关节等)术后1年内发生的与手术有关并涉及切口深部软组织(深筋膜和肌肉)的感染	符合上述规定,并具有下述四条之一即可诊断: (1)从深部切口引流出或穿刺抽到脓液,感染性手术后引流液除外 (2)自然裂开或由外科医师打开的切口,有脓性分泌物或有发热≥38 ℃,局部有疼痛或压痛 (3)再次手术探查、经组织病理学或影像学检查发现涉及深部切口脓肿或其他感染证据 (4)临床医师诊断的深部切口感染	临床诊断基础上,分泌物细菌培养阳性	—
器官/腔隙感染	无植入物手术后30 d、有植入物手术后1年内发生的与手术有关(除皮肤、皮下、深筋膜和肌肉以外)的器官或腔隙感染	符合上述规定,并具有下述三条之一即可诊断: (1)引流或穿刺有脓液 (2)再次手术探查、经组织病理学或影像学检查发现涉及器官(或腔隙)感染的证据 (3)由临床医师诊断的器官(或腔隙)感染。	临床诊断基础上,细菌培养阳性	(1)临床和/或有关检查显示典型的手术部位感染,即使细菌培养阴性,亦可以诊断 (2)手术切口浅部和深部均有感染时,仅需报告深部感染 (3)经切口引流所致器官(或腔隙)感染,不须再次手术者,应视为深部切口感染

（二）流行病学

SSI 是 100 多年前外科医师所面临的三大困难问题之一，易增加患者的经济负担，延长住院天数，甚至危及患者的生命安全。不同区域 SSI 发生率不尽相同，且存在很大差异，中低收入国家 SSI 总体发生率达 11.8%（1.2%~23.6%）；而在高收入国家，SSI 发生率在 1.2%~5.2%。预防 SSI 需要在术前、术中及术后共同采取一系列措施。

（三）手术部位感染相关危险因素

1. 致病菌

（1）空气：手术中人的行为会不断污染空气，尘埃粒子成为细菌的附着物。

（2）仪器、手术器械、敷料、药液等：手术中使用的一切物品均应无菌，如果消毒灭菌不到位或物品被污染，将直接引起手术部位感染。

2. 患者因素

（1）年龄：婴幼儿和高龄患者易发生手术部位感染，随着生活水平提高与医疗技术的发展，接受手术的此类患者越来越多。

（2）营养状况：营养不良者，特别是低蛋白血症的患者，手术切口愈合慢，易发生手术部位感染。肥胖者影响手术暴露，延长手术时间，且腹壁脂肪影响手术切口愈合，易发生脂肪液化。

（3）基础疾病：若干研究表明严重基础疾病的患者易发生手术部位感染，如恶性肿瘤、糖尿病、慢性肾炎、低体温症等。

（4）特殊治疗：类固醇或免疫抑制剂的使用可增加患者对感染的易感性，并可掩盖感染。有文献报道使用类固醇或免疫抑制剂后，手术部位感染增多 3 倍。

3. 手术因素

（1）远离手术部位的感染灶：可通过血液循环或淋巴管系统造成手术部位感染，故原发感染的治疗与控制极为重要。

（2）手术切口类别：随切口污染程度加重，手术部位感染率也增加。

（3）手术区皮肤的准备：尽可能不要清除毛发，如果需要清除毛发，在手术前马上清除，最好用剪刀。剃刀会刮伤皮肤，为细菌菌落聚集创造了微生态环境。不同备皮方法与手术部位感染发生率比较见表 2-6。

表 2-6 不同备皮方法与手术部位感染发生率比较

备皮方法	手术部位感染发生率/%
手术前超过 24 h 使用剃刀	>20.0
手术前 24 h 内使用剃刀	7.1
手术前夜使用剃刀清除毛发	5.6
手术前夜使用剪刀清除毛发	4.0
手术前立即使用剃刀	3.1

续表 2-6

备皮方法	手术部位感染发生率/%
手术前立即使用剪刀清除毛发	1.8
手术前不清除毛发,或者使用脱毛剂	0.6

(4)手术时间:随着手术持续时间的延长,手术部位细菌数增加,手术操作及无菌操作精确度下降,手术部位周围组织抵抗力下降,麻醉药用量增多。因此随着手术持续时间的延长,手术部位感染率呈上升趋势。

(5)术中患者体温控制:术中低体温可使氧摄入降低,损害中性粒细胞的杀菌能力,从而减少胶原蛋白的沉积致手术切口愈合延迟。

(6)手术衣和消毒铺巾:材质的选用极为重要,如果为不透气、不防渗透的材质,手术过程中医务人员与患者的汗液使局部细菌增殖,并可通过渗透污染手术部位。

(四)预防与控制措施

1.手术前 具体预防与控制措施如下。

(1)缩短患者术前住院时间,择期手术部位以外感染治愈后再行手术。

(2)有效控制糖尿病患者的血糖水平。

(3)正确准备手术部位皮肤。

(4)手术切口消毒符合手术要求。

(5)预防用抗菌药物。

(6)有明显皮肤感染、感冒、流感等不应参加手术。

(7)严格按照《医务人员手卫生规范》进行外科手消毒。

(8)重视术前患者的抵抗力。

2.手术中 具体预防与控制措施如下。

(1)保证手术室门关闭,减少人员数量和流动。

(2)保证使用的手术器械、器具及物品等达到灭菌水平。

(3)严格遵循无菌技术原则和手卫生规范。

(4)手术时间超过 3 h,失血量大于 1500 mL 的,追加抗菌药物。

(5)手术人员操作轻柔,有效止血,减少组织损伤。

(6)术中防止低体温。

(7)37 ℃的无菌 0.9% 氯化钠注射液冲洗。

(8)选择合适的引流。首选密闭负压引流。

3.手术后 具体预防与控制措施如下。

(1)接触患者前后严格执行手卫生。

(2)更换切口敷料时,严格遵守无菌技术操作原则。

(3)保持引流通畅,尽早拔除。

(4)定时观察患者手术部位切口情况,及时诊断、治疗和监测。

◆【思考题】

1.简述呼吸机相关性肺炎、导尿管相关尿路感染、血管导管相关性血流感染、手术部位医院感染的诊断标准。

2.简述呼吸机相关性肺炎、导尿管相关尿路感染、血管导管相关性血流感染、手术部位医院感染的预防与控制措施。

第六节　中医医疗技术相关性感染预防与控制

本节PPT

◆【学习目标】

1.掌握中医医疗技术无菌操作要求。

2.熟悉中医医疗技术感染防控管理要求。

3.了解中医医疗技术相关器具的使用处理要点。

近年来,国家大力弘扬中医药事业发展,中医医疗技术已经在全国众多医院各领域广泛应用,中医医疗技术的不足也逐渐显现。大多数医护人员在应用中医医疗技术时缺乏无菌意识,操作不够规范,存在一定的感染风险,医疗机构感染防控面临着更大考验。如何规范中医医疗技术操作、严格执行医院感染防控,是中医药发展的重要环节之一,更是保障医疗安全的重要工作。2017年发布的《中医医疗技术相关性感染预防与控制指南(试行)》,规范了中医医疗技术操作,预防和控制中医医疗技术相关性感染事件的发生。

一、常见中医医疗技术及感染风险

(一)常见中医医疗技术

常见的中医医疗技术包括针刺类、微创类、刮痧类、拔罐类、敷熨熏浴类、灌肠类、灸类和推拿类技术等。根据医疗器械污染后使用所致感染的危险性大小及在患者使用之间的消毒或灭菌要求,参照医疗器械斯伯尔丁分类原则将不同中医医疗技术及相关器具分为高度危险性、中度危险性、低度危险性三类,见表2-7。

表2-7　不同中医医疗技术及相关器具风险分类

中医医疗技术	适用范围	风险分类
针刺类	毫针、耳针、三棱针、芒针、皮内针、火针、皮肤针、鍉针及浮针技术等	高度危险性
微创类	针刀、带刃针、铍针、水针刀、刃针、钩针、长圆针、拨针、银质针及穴位埋线技术等	高度危险性

续表 2-7

中医医疗技术	适用范围	风险分类
刮痧类	刮痧、撮痧及砭石技术等	中度危险性
拔罐类	留罐、闪罐、走罐、药罐、针罐及刺络拔罐技术	中(高)度危险性
敷熨熏浴类	穴位敷贴、中药热熨敷、中药冷敷、中药湿热敷、中药熏蒸、中药泡洗及中药淋洗技术	低度危险性
灌肠类	中医灌肠技术	中度危险性
灸类和推拿类	麦粒灸、隔物灸、悬灸、热敏灸、雷火灸及推拿类技术等	低度危险性

(二)感染危险因素

随着中医医疗技术的广泛应用,其所致的医院感染事件屡有发生,针刺或微创操作时消毒与无菌技术落实不严格,是引起感染的主要原因,包括针具、穴区皮肤和术者手部卫生等。中医医疗技术引起的常见感染包括皮肤感染、败血症、血源性传染病等,常见感染病原体包括金黄色葡萄球菌、分枝杆菌、肝炎病毒等,针刺、刮痧、拔罐操作发生医院感染风险较高。

1.诊疗环境控制不佳 未严格划分针灸、微创、拔罐、刮痧、灌肠、艾灸与推拿等独立诊疗室,所有中医诊疗技术均在同一环境进行。由于部分中医医疗技术属于有创操作,诊疗环境不严格管理在一定程度上会增加感染风险。

2.无菌操作不规范 多数医务人员传统理念均认为中医诊疗安全可靠,感染风险低,操作时容易忽视无菌操作原则,存在皮肤消毒不规范、诊疗器械操作不当等情况。如部分医生使用长针时,手接触的针体部分也进入了患者体内,从而增加感染风险。

3.医务人员手卫生消毒不规范 部分医务人员进行中医诊疗操作时手卫生不规范,加之手卫生设施配备不完善,也会影响手卫生依从性。不清洁的手易成为传播中介,导致病原菌经接触传播致感染。

4.诊疗器具处理不当 除了一次性针具和艾灸外,拔罐、推拿、刮痧等诊疗技术所用器具均需重复使用,若清洁消毒不到位,会直接增加感染风险。

5.患者因素 患者有吸烟史、恶性肿瘤、糖尿病或营养不良等,诊疗前个人清洁卫生不到位,会增加感染风险。患者明显中医诊疗禁忌时(如皮肤创伤、感染或出血倾向等)不宜进行相关诊疗。

6.医疗废物处置不当 主要是针灸或微创针具分类处置不规范或医务人员防护不到位易发生职业暴露的风险。

二、中医医疗技术相关性感染预防与控制

(一)环境管理要求

开展中医医疗技术的诊室应通风采光良好,物体表面保持清洁干燥,并设必备的手

卫生设施。其中中医微创类、灌肠类等治疗室还应符合以下要求。

1. 微创治疗室环境要求

(1)微创治疗应参照门诊手术管理,有条件的医疗机构应在门诊手术室进行并符合门诊手术室的管理要求。

(2)没有门诊手术室的医疗机构应设置独立的微创治疗室,不应与换药室等其他治疗室共用,面积应与诊疗活动相适宜,应划分无菌准备区、治疗区,区域之间要有实际隔断,非医务人员不得进入或穿行无菌准备区。

(3)无菌准备区应配置手卫生设施及用品、更衣柜、帽子、口罩、无菌手术衣、无菌手套、外科手消毒剂等。治疗区有诊疗床、治疗车、无菌物品存放柜等。

2. 灌肠治疗室环境要求

(1)灌肠治疗室应独立设置,不应与换药室等共用,面积应与诊疗活动相适宜,应有地面排水口,方便地面清洁卫生工作。应划分准备区及操作区。应配备卫生间或设置于邻近卫生间方便患者。

(2)准备区应配置手卫生设施及用品、更衣柜、帽子、口罩、医用一次性手套、隔离衣和防水隔离衣、水靴、橡胶手套等。治疗区有诊疗床、治疗车、无菌物品存放柜等。

3. 其他治疗室特殊要求

(1)中医拔罐类诊疗区域宜与罐具清洗消毒处理区域分开设置;有条件的罐具洗消应由消毒供应中心集中处置。

(2)施灸物品燃烧易产生烟雾,尤其雷火灸,有条件者中医灸类治疗室应安装排烟系统。

(二)人员管理要求

1. 医务人员

(1)医务人员应掌握中医医疗技术诊疗操作规程以及相关性感染防控要点,并落实。

(2)有明显皮肤感染、患感冒流感等呼吸道疾病的医务人员,未治愈前不应参与针刺类、刮痧类、拔罐类、灸类和推拿类诊疗工作。

(3)有明显皮肤感染或者患感冒、流感等呼吸道疾病,以及携带或感染多重耐药菌的医务人员,未治愈前不应当参加微创治疗、灌肠治疗。

(4)患有呼吸道传染病、感染性腹泻、皮肤破损感染等疾病时不应参加敷熨熏浴类诊疗工作。

2. 患者

(1)应教育患者注意个人清洁卫生,针刺、微创、刮痧、拔罐等治疗前做好皮肤清洁,宜沐浴。灌肠治疗前、治疗结束排便后沐浴或进行肛周局部清洁。

(2)患呼吸道感染时建议其佩戴口罩。

(3)严格执行中医诊疗禁忌,如微创/刮痧施治部位存在皮肤感染、破损、出血倾向等不应进行相应治疗;除部分敷熨熏浴技术可治疗皮肤病外,敷熨熏浴诊疗规范中明确禁忌的皮肤创伤、溃疡、感染及出血倾向等不宜进行相关诊疗。

（三）无菌操作要求

1. 有创中医医疗技术

（1）医护人员应严格遵守标准预防及无菌操作原则，穿工作服，必要时戴帽子、口罩、手套等。进行微创类操作的医务人员应当戴帽子、外科口罩、无菌手套，穿无菌手术衣。

（2）皮肤消毒：选用合法有效的皮肤消毒产品，以针刺部位为中心，由内向外旋转涂擦2次，消毒皮肤面积应≥5 cm×5 cm（微创诊疗皮肤消毒范围直径应≥15 cm），消毒棉球应一穴一换，不得使用同一个消毒棉球擦拭两个以上部位。消毒剂达到有效作用时间（待干）后再施针。

（3）操作中遵守针刺类、微创类诊疗操作规范，尽量减少损伤及出血。如皮肤消毒后需要触摸针刺点，应进行手消毒。操作过程中手指避免接触针体，如某些刺法需触及针体时，应戴无菌手套。

（4）操作结束后应用无菌棉球起针，按压止血，微创治疗创口止血后使用无菌敷料覆盖。同时叮嘱患者治疗部位避免沾水等以预防感染。

2. 其他中医医疗技术

（1）刮痧施治部位皮肤应完整无破溃，操作前刮痧部位可进行清洁或消毒。

（2）拔罐诊疗时尽量减少皮肤损伤及出血；起罐后保持治疗部位清洁、干燥，如有皮肤破损用无菌敷料覆盖。

（3）中医灌肠治疗时如进行大量不保留灌肠应穿隔离衣，必要时戴防护面罩、穿防水靴。操作中遵守灌肠诊疗操作规范，避免损伤肠道黏膜及出血。

（四）中医诊疗器具的使用及处理

1. 针刺类/微创类器具的使用及处理（含刺络拔罐、针罐所用针具）

（1）针刺类、微创类治疗使用的医疗器械、微创器具、敷料等医疗用品必须达到灭菌水平。

（2）一次性针具应一人一用一废弃，按损伤性医疗废物处置，直接放入耐刺、防渗漏的专用利器盒中，集中处置，严禁重复使用。

（3）可重复使用的针具严格一人一用一清洗一灭菌，应放在防刺容器内密闭转运，按照"清洗—修针—整理—灭菌—无菌保存"的程序处理。

2. 拔罐类器具的使用及处理

（1）罐具直接接触患者皮肤，应一人一用一清洗一消毒，有条件的医疗机构宜由消毒供应中心集中处置。方法首选机械清洗、湿热消毒。

（2）手工清洗消毒：罐具清洗应使用专用水池，不得与洗手池共用。有条件应与诊疗区域分开，在独立的区域清洗。应配备洗罐工具（如刷子、医用酶洗液、滤水篮筐、浸泡桶等）及防水围裙、手套、护目镜等防护用品。遵循罐具手工清洗消毒流程"去污染→酶洗液清洗→消毒→漂洗→干燥→清洁储存"。

3.刮痧类器具的使用及处理

(1)刮痧类器具有刮痧板(砭石、水牛角、玉石、陶瓷等材质),应圆润、光滑、清洁,不得有粗糙、毛刺等。

(2)刮痧类诊疗操作中使用的医疗器械、器具、介质等应保持清洁,重复使用的刮痧器具应一人一用一清洁一消毒,宜专人专用。遇到污染应及时先清洁,后消毒。消毒方法和消毒剂选用应符合国家标准。

(3)刮痧润滑油应专人专用,保持清洁干净,按照使用说明书使用。

4.中医敷熨熏浴类器具的使用及处理

(1)敷熨熏浴类诊疗操作中使用的一次性用品应一次性使用,如穴位敷贴使用的一次性胶布、纱布,敷熨技术使用的一次性纱布、毛巾,洗浴类使用的一次性塑料袋等应一人一用一丢弃。可复用的布套、毛巾等应一人一用一更换,使用后清洗和消毒,若患处皮肤有破损,上述用品应一人一用一丢弃。

(2)中药熏蒸技术患者每次使用过的熏蒸床等应采用符合国家标准要求的消毒方法和消毒剂进行清洁消毒。

(3)药浴液应一人一用一更换,不可重复使用。药浴容器一人一用一清洁,使用后清洗和消毒。

5.其他中医类器具的使用及处理

(1)一次性器具应使用符合相关标准要求的产品,一人一用一废弃严禁重复使用。如肛门、直肠、结肠局部有感染病灶者必须使用一次性灌肠器具,按感染性医疗废物处置。

(2)可重复使用的器具严格按照相关程序处理。

● 【思考题】

1.简述中医医疗技术管理要求。

2.简述中医医疗技术无菌操作要点。

第三章 细菌耐药性与标本送检

第一节 细菌耐药性与抗菌药物合理应用

本节PPT

●【学习目标】

1. 掌握细菌耐药性及抗菌药物滥用现况。
2. 熟悉围术期抗菌药物的预防性应用原则及抗菌药物临床应用分级管理。

细菌在自然界已经存在了几百万年,抗菌药物是能抑制细菌生长或杀死细菌的一类化学物质,绝大多数由微生物合成。细菌产生的抗菌药物虽然可以杀死或抑制其他的细菌,但也可能会杀死生产菌自己,所以生产菌自身必须具有耐药性,也就是细菌的天然耐药性。但是抗菌药物进入临床后伴随而来的细菌耐药,既可能与细菌的天然耐药性有关,也可能是正常敏感菌种通过变异或者基因转移而获得,即获得性耐药性。耐药基因决定了各种不同的耐药机制,使细菌具有抵抗特定抗菌药物的作用。当今抗菌药物的广泛应用扩大和加速了细菌耐药性的产生,日益严重的细菌耐药性已成为临床抗感染治疗中一个非常棘手的问题。

病原体对抗菌药物耐药率的上升,不仅使许多本来已经有药可治的感染性疾病重新面临治疗的困难,也增加了健康人群交叉感染的机会,同时耐药细菌的交叉传播又大大加快了耐药菌增长的速度,增加了治疗疾病及预防和隔离感染患者的医疗成本,新的抗菌药物的开发又远远跟不上耐药出现的速度,遏制耐药已经成为需要紧急采取行动的全球性问题。

一、细菌耐药性

细菌耐药性是指致病性微生物对于抗菌药物作用的耐受性或对抗性。它是抗菌药物、细菌及环境共同作用的结果。分为天然耐药和获得性耐药,前者因染色体突变所致,后者大多由质粒、噬菌体及其他遗传物质携带外来 DNA 片段所致。细菌耐药现象还分为交叉耐药与多重耐药。前者是指细菌对同一作用机制药物中不同种类的药物同时耐药,如对环丙沙星、氧氟沙星、加替沙星等同时耐药。

临床常见多重耐药菌有耐甲氧西林金黄色葡萄球菌(MRSA)、耐万古霉素肠球菌

（VRE）、产超广谱 β-内酰胺酶（ESBLs）肠杆菌科细菌（如大肠埃希菌、肺炎克雷伯菌、阴沟肠杆菌等）、耐碳青霉烯类抗菌药物肠杆菌科细菌（CRE）、多重耐药/泛耐药铜绿假单胞菌（MDR/XDR/PDR-PA）、多重耐药/泛耐药鲍曼不动杆菌（MDR/XDR/PDR-AB）、多重耐药结核分枝杆菌（MDR-TB）等。

细菌耐药机制主要有四种：①产生一种或多种水解酶、钝化酶和修饰酶；②抗菌药物作用的靶位改变，包括青霉素结合蛋白位点和 DNA 解旋酶的改变；③细菌的细胞膜的通透性下降，包括细菌生物被膜的形成和通道蛋白丢失；④细菌主动外排系统的过度表达。

二、抗菌药物滥用

2000 年世界卫生组织制订了全球遏制抗菌药物耐药策略的框架文件，其策略涉及患者和公众、处方医生和药剂、医院、食用动物抗菌药物的使用、国家的策略和保健系统、药物和疫苗的开发、药物促销、控制耐药的国际合作八个方面。其核心内容为教育公众和医药工作者规范使用抗菌药物，减少抗菌药物的误用和滥用，同时呼吁政府有义务制定抗菌药物开发、生产、销售、促销、食用动物的使用等一系列规范，开展细菌耐药性监测，提高临床微生物实验室的水平。

除了已知的抗菌药物在食用动物上的滥用外，患者自身不合理地应用抗菌药物在中国也是一个严重的问题，在国内患者很容易地从医院或药房得到抗菌药物，普通感冒和急性单纯性支气管炎是最常见滥用抗菌药物的疾病，因此，教育患者和公众合理应用抗菌药物是控制细菌耐药的措施之一。

国内临床医生对感染性疾病的诊断和治疗指南、临床微生物知识、抗菌药物抗菌谱等感染控制知识的缺乏，是抗菌药物滥用的重要原因之一，调查显示对细菌感染的抗菌药物处方中有 63% 是不合理的，这与我们国家抗菌药物的审批没有规定临床适应证、临床医生缺乏好的毕业后教育、各级医院临床微生物实验室没有办法提供有效的信息等有关。

目前，抗菌药物滥用最常见的误区主要有以下几个方面。

1. 误认为抗菌药物等同于消炎药　抗菌药物可以治疗由细菌引起的炎症，过敏反应引起的接触性皮炎、药物性皮炎以及病毒引起的炎症等，都不宜使用抗菌药物来进行治疗。

2. 误以为抗菌药物可预防一切感染　抗菌药物可以发挥预防感染性疾病的作用，但需要有明确的应用指征，如涉及重要器官的外科手术、恶性血液病等免疫缺陷患者在化疗导致的急性粒细胞缺乏期时。

3. 误以为广谱抗菌药物优于窄谱　新的抗菌药物比旧的好，贵的比便宜的好。

4. 误以为联用得越多越有效　不同类别抗菌药物的抗菌谱不同，当患者感染多种病原微生物时，联用不同抗菌谱的药物以覆盖这些致病菌。但并不是联用得越多越好，相同抗菌谱联用，以及感染单种致病菌的患者联用多类抗菌药物均是不合理的。

5. 频繁更换抗菌药物，或一旦有效就停药　抗菌药物有使用周期，未按周期使用可能由体内残余致病菌导致复发。

6. 不按照药代动力学（pharmacokinetics, PK）/药效学（pharmacodynamics, PD）原则用药　抗菌药物分为时间依赖型和浓度依赖型，用药时未按抗菌药物规定的用药时间、间隔时长使用,不仅达不到预期疗效,还易引起细菌耐药。

三、抗菌药物合理使用

(一)围术期预防性使用抗菌药物

1. 预防用药目的　预防用药目的主要是预防手术部位感染,包括浅表切口感染、深部切口感染和手术所涉及的器官/腔隙感染,但不包括与手术无直接关系、术后可能发生的其他部位感染。

2. 预防用药原则　围术期抗菌药物预防用药,应根据手术切口类别、手术创伤程度、可能的污染细菌种类、手术持续时间、感染发生机会和后果严重程度、抗菌药物预防效果的循证医学证据、对细菌耐药性的影响和经济学评估等因素,综合考虑决定是否预防应用抗菌药物。但抗菌药物的预防性应用并不能代替严格的消毒、灭菌技术和精细的无菌操作,也不能代替术中保温和血糖控制等其他预防措施。

3. 抗菌药物品种选择　根据手术切口类别、可能的污染菌种类及其对抗菌药物敏感性、药物能否在手术部位达到有效浓度等综合考虑。选用对可能的污染菌针对性强、有充分的预防作用、有效的循证医学证据、安全且使用方便及价格适当的品种。应尽量选择单一抗菌药物预防用药,避免不必要的联合使用。预防用药应针对手术路径中可能存在的污染菌。如心血管、头颈、胸腹壁、四肢软组织手术和骨科手术等经皮肤的手术,通常选择针对金黄色葡萄球菌的抗菌药物。结肠、直肠和盆腔手术,应选用针对肠道革兰氏阴性菌和脆弱拟杆菌等厌氧菌的抗菌药物。头孢菌素过敏者,针对革兰氏阳性菌可用万古霉素、去甲万古霉素、克林霉素;针对革兰氏阴性杆菌可用氨曲南、磷霉素或氨基糖苷类。对某些手术部位感染会引起严重后果者,如心脏人工瓣膜置换术、人工关节置换术等,若术前发现有 MRSA 定植的可能或者该机构 MRSA 发生率高,可选用万古霉素、去甲万古霉素预防感染,但应严格控制用药持续时间。不应随意选用广谱抗菌药物作为围术期预防用药。鉴于国内大肠埃希菌对氟喹诺酮类药物耐药率高,应严格控制氟喹诺酮类药物作为外科围术期的预防用药。

4. 给药方案

(1)给药方法:给药途径大部分为静脉滴注,仅有少数为肌内注射或口服给药。静脉滴注类抗菌药物应根据抗菌药物的药动学特点在术前使用。在输注完毕后开始手术,保证手术部位暴露时局部组织中抗菌药物已达到足以杀灭手术过程中沾染细菌的药物浓度。万古霉素或氟喹诺酮类等由于需滴注较长时间,应在手术开始前 1~2 h 给药。

(2)预防用药维持时间:抗菌药物的有效覆盖时间应包括整个手术过程。手术时间较短(<2 h)的清洁手术术前给药一次即可。如手术时间超过 3 h 或超过所用药物半衰期的 2 倍以上。或成人出血量超过 1500 mL,术中应追加一次。清洁手术的预防用药时间不超过 24 h,心脏手术可视情况延长至 48 h。清洁-污染手术和污染手术的预防用药时间亦为 24 h,污染手术必要时延长至 48 h。过度延长用药时间并不能进一步提高预防效果,且预防用药时间超过 48 h,耐药菌感染机会增加。

（二）抗菌药物临床应用分级管理

抗菌药物临床应用分级管理是抗菌药物管理的核心策略,有助于减少抗菌药物过度使用,降低抗菌药物选择性压力,延缓细菌耐药性上升趋势。医疗机构应当建立健全抗菌药物临床应用分级管理制度,按照"非限制使用级""限制使用级"和"特殊使用级"的分级原则,明确各级抗菌药物临床应用的指征,落实各级医师使用抗菌药物的处方权限。

1. 抗菌药物分级原则　根据安全性、疗效、细菌耐药性、价格等因素,将抗菌药物分为三级。

（1）非限制使用级:经长期临床应用证明安全、有效,对病原菌耐药性影响较小,价格相对较低的抗菌药物。其应是已列入基本药物目录,《中国国家处方集》和《国家基本医疗保险、工伤保险和生育保险药品目录》收录的抗菌药物品种。

（2）限制使用级:经长期临床应用证明安全、有效,对病原菌耐药性影响较大,或者价格相对较高的抗菌药物。

（3）特殊使用级:具有明显或者严重不良反应,不宜随意使用;抗菌作用较强、抗菌谱广,经常或过度使用会使病原菌过快产生耐药的;疗效、安全性方面的临床资料较少,不优于现用药物的;新上市的,在适应证、疗效或安全性方面尚需进一步考证的、价格昂贵的抗菌药物。

2. 抗菌药物分级管理目录的制订　由于不同地区社会经济状况、疾病谱、细菌耐药性的差异,各省级卫生行政主管部门制订抗菌药物分级管理目录时,应结合本地区实际状况,在三级医院和二级医院的抗菌药物分级管理上有所区别。各类、各级医疗机构应结合本机构的情况,根据省级卫生行政主管部门制订的抗菌药物分级管理目录,制订本机构抗菌药物供应目录,并向核发其《医疗机构执业许可证》的卫生行政主管部门备案。

3. 处方权限与临床应用　根据《抗菌药物临床应用管理办法》规定,二级以上医院按年度对医师和药师进行抗菌药物临床应用知识和规范化管理的培训,按专业技术职称授予医师相应处方权和药师抗菌药物处方调剂资格。

临床应用抗菌药物应遵循《抗菌药物临床应用指导原则》,根据感染部位、严重程度、致病菌种类以及细菌耐药情况、患者病理生理特点、药物价格等因素综合考虑,参照"各类细菌性感染的治疗原则及病原治疗",对轻度与局部感染患者应首先选用非限制使用级抗菌药物进行治疗;对严重感染、免疫功能低下者合并感染或病原菌只对限制使用级或特殊使用级抗菌药物敏感时,可选用限制使用级或特殊使用级抗菌药物治疗。

特殊使用级抗菌药物的选用应从严控制。临床应用特殊使用级抗菌药物应当严格掌握用药指征,经抗菌药物管理工作机构指定的专业技术人员会诊同意后,按程序由具有相应处方权医师开具处方。特殊使用级抗菌药物会诊人员应由医疗机构内部授权,具有抗菌药物临床应用经验的感染性疾病科、呼吸科、重症医学科、微生物检验科、药学部门等具有高级专业技术职务任职资格的医师和抗菌药物等相关专业临床药师担任。特殊使用级抗菌药物不得在门诊使用。有下列情况之一可考虑越级应用特殊使用级抗菌药物:①感染病情严重者;②免疫功能低下患者发生感染时;③已有证据表明病原菌只对特殊使用级抗菌药物敏感的感染。使用时间限定在 24 h 之内,其后需要补办审办手续并由具有处方权限的医师完善处方手续。

(三)用药教育

医院是培养医生正确应用抗菌药物处方的实践场所,遗憾的是在世界范围的 10 个教育医院的处方调查表明,41%~91% 的抗菌药物处方是不合理的。处方不是以指南为准则,而以盲目围堵为目的,许多医生对抗菌药物的信息不是来源于文献,而是来源于医药代表,在外科术后不合理地预防应用抗菌药物都是造成细菌耐药的重要原因。控制医院内抗菌药物的误用和滥用,必须成立有效的感染控制委员会和药品管理委员会,监控和反馈医院内细菌耐药的状况、药品使用的情况,并根据医院的耐药情况和药物使用情况,宏观调节药房的药品,限制或停用高耐药的品种,制定适合本地区本医院的感染性疾病治疗指南及入院和出院治疗的处方集,教育和培养医生认识不合理应用抗菌药物的危害,要求医生严格按照感染性疾病的治疗指南和抗菌药物的适应证用药。在感染难以控制的监护病房,需教育医生了解更多的临床微生物和抗菌药物知识,严格的感染控制程序也有助于防止耐药菌的播散,减少抗菌药物的使用,必要的时候需要感染控制委员会成员、药品委员会成员和监护病房的医生协商解决药物的使用问题,出现某种耐药菌流行时,可考虑停用某种药物,或采用抗菌药物的轮换策略以减少耐药的发生。具体的建议如下。

(1)根据最新的控制耐药措施,建立感染预防控制程序,并保证其在医院内实施。

(2)建立有效的药品管理委员会,监督和控制医院内抗菌药物的使用。

(3)有规则地定期更新抗菌药物治疗和预防的指南及医院抗菌药物处方集。

(4)监测抗菌药物的使用,包括使用的数量和方式,并及时把结果反馈给处方医生。

(5)确保建立与医院级别相配的微生物学实验室:为临床提供及时准确的病原学诊断,包括对病原体的分离、培养、鉴定,以及药物敏感结果的报告,并确保试验和报告的质量;将常见病原体和耐药性记录在案,定期总结分析,形成有用的临床和流行病学监测报告,并及时反馈到处方医生和感染预防控制委员会,在监管和促进抗菌药物合理使用,以及院内感染的预防与控制中起着越来越重要的作用;临床微生物专家参与感染性疾病的临床诊断和治疗,在标本正确采集和运送、结果解释等方面为临床提供咨询服务,必要时直接参加对高危和特殊病例的会诊,结合患者的临床指征,提出检测和治疗方案,并跟进治疗过程。

世界卫生组织对处方医生、药剂师也有具体的要求和建议,具体如下:①教育所有的医生和药剂师(包括药品销售人员)使之了解合理使用抗菌药物和遏制抗菌药物耐药的重要性;②教育所有的医生掌握感染性疾病预防(包括免疫)和控制原则;③增进医学生和毕业后的教育计划,加强所有医疗卫生的工作人员、兽医、医生、药剂师的正确诊断和处理感染病的知识;④医生和药剂师应教育患者坚持按处方使用抗菌药物;⑤教育所有的医生和药剂师注意制药公司的经济刺激、促销活动对其处方习惯的影响;⑥药品委员会通过监督和提供临床经验,特别是诊断和治疗策略,改进抗菌药物的使用;⑦通过督查、比较和反馈抗菌药物处方的临床效果,提供合适的抗菌药物处方;⑧鼓励利用指南和其他循证医学的证据选择合适的抗菌药物;⑨授权抗菌药物管理者,限制抗菌药物特定的处方范围;⑩根据医师和药剂师的注册要求,给予足够的训练和继续教育。

另外,世界卫生组织提出的加强患者和公众的教育包括五个方面:①教育患者和公众合理使用抗菌药物;②教育患者了解预防感染的措施,如免疫、带菌者控制、寝具的使用等;③教育患者学习掌握减少感染传播的简单措施,如洗手、食物卫生等;④鼓励遵循卫生保健的行为;⑤教育患者改变依据症状自行使用抗菌药物的习惯。

控制细菌耐药和合理应用抗菌药物,不仅仅是患者和医生的问题,更需要政府和政策制定部门、制药公司的担当、承诺和努力,如对监督抗菌药物的生产和销售、规范食用动物抗菌药物的使用、建立良好的药物耐药监测系统都需要政府的干预和投入。合理应用抗菌药物,控制细菌耐药和耐药菌的传播,任重而道远。

♦【思考题】

1. 简述细菌的耐药机制。
2. 简述抗菌药物滥用现况。

第二节 常见临床感染标本采集方法 与注意事项

本节 PPT

♦【学习目标】

1. 掌握临床微生物标本采集的基本原则。
2. 掌握常见临床感染部位的采样方法。
3. 了解微生物实验室对标本的拒收标准。

感染性疾病的正确诊治需要以正确的病原学检测结果作为指导,而获得正确的病原学检测结果的前提是正确采集和送检合格标本。因此,应规范微生物标本的采集,避免因标本不合格,产生错误的病原学检测结果而误导临床诊治。

一、临床微生物标本的采集原则

(一)临床微生物标本采集的意义

临床微生物标本的采集具有重要的意义,其质量直接影响到微生物实验室检测结果的可靠性。标本采集和处理方式不当将导致病原体的分离失败,或无法确定真正致病的微生物,给感染性疾病的病原学诊断造成困难。临床微生物标本采集意义包括:①获得快速、准确的病原学诊断与监测。②提供最接近真实的药物敏感结果,指导临床合理使用抗菌药物,降低耐药菌的产生和提高感染的治愈率。③细菌耐药性监测与分析,为临床抗感染治疗提供依据。④预测或及时发现医院感染暴发流行,杜绝感染蔓延。⑤研究医院感染的发病机制和环节,制定有效的医院感染控制措施。

(二)临床微生物标本采集的基本原则

1. 采集时机　发现感染病例,应在抗菌药物使用前及时采集微生物标本送病原学检查。应当尽快在疾病初发时采集首份标本。

2. 采集部位　选择标本类型须考虑感染症状、患者免疫状态、患者疾病严重程度及接受有创检查的风险、流行病学、可疑病原体的特性和播散能力和受累的器官及感染部位等多方面因素。

从无菌部位采集的标本更具有临床价值,应尽量送检无菌部位的标本,尤其是血培养。人体很多部位,如下呼吸道、鼻窦、皮肤伤口等处的正常菌群极易污染标本。因此,从这些部位采集标本,要尽可能降低这些部位正常菌群或定植细菌对标本污染的可能性。从有菌部位采集的标本不是最理想的微生物标本,有菌部位标本应避免"正常菌群导致标本的污染"。

3. 无菌操作　应严格执行无菌操作,避免标本被污染。盛放标本的容器须经灭菌处理,采集无菌标本时应注意对局部及周围皮肤的消毒。如使用消毒液消毒皮肤,须作用一定时间,待其干燥后采样。

4. 采集适量标本,正确填写检验单　采集量不应过少,而且要有代表性。采集足够量的标本用于常规细菌学检验,至少送检 0.5 mL 或者 0.5 g(除外特殊标本)。脑脊液标本通常 2~5 mL;胸腔积液和腹水 10 mL;呼吸道灌洗液 10~20 mL(≥5 mL);脓液 2~5 mL;羊水、胆汁、关节穿刺液、心包积液、胸腔积液、滑膜液大于 1 mL;腹透液 50 mL;眼前房液大于0.1 mL,玻璃体洗液大于 1 mL。检验单需注明抗菌药物使用情况,采集时间、部位和可疑的诊断。

(三)临床微生物标本送检的注意事项

所有标本采集后都应立即送往实验室,最好在 2 h 内。一些对环境敏感的细菌如脑膜炎奈瑟菌、淋病奈瑟球菌和流感嗜血杆菌等应立即送检。如果不能及时送检,按要求存放。

(1)送检标本应注明来源、检验目的和采样时间,使实验室能正确选用相应的培养基和适宜的培养环境。

(2)以拭子采集的标本,宜插入运送培养基内送检,如咽拭子、伤口拭子等。

(3)厌氧培养标本需保持厌氧状态运送:使用专用运送培养基或用注射器抽取标本后排尽空气,在针头上置无菌橡皮塞后运送。

(4)通常用于微生物检验的标本存放不要超过 24 h。

(5)最佳的临床标本送检,包括厌氧菌培养标本,首先取决于所获取标本的量。量少的标本要在采集后的 15~30 min 送检。

(6)送检期间要予以安全防护:①放标本的容器必须防漏,禁止将渗漏的标本送往实验室。②严禁将带有裸露针头的注射器送往实验室。

二、常见临床感染标本的采集方法与注意事项

(一)痰液标本

痰培养仅用于下呼吸道感染,主要是肺部感染的诊断,但它不是诊断肺部感染的最佳标本。血培养、肺泡灌洗液或经气管吸取物的培养结果更加准确。痰标本不能进行厌氧菌培养。

痰标本采集前,要判断患者是否有能力配合完成深部咳痰。要向患者充分说明口腔清洁、深咳、避免口咽部菌群污染的意义,指导患者如何正确留取痰标本。患者应在医生或护士直视下留取痰液标本。

1. 标本采集指征　咳嗽、脓性痰,伴有发热,影像学检查出现新的或扩大的浸润影;气道开放患者,出现脓痰或血性痰;考虑下呼吸道感染患者采集痰液标本,同时送血培养标本。

2. 标本采集规程　采集前准备无菌杯(螺口、有盖、密封)、清水。并向患者提供口头及书面采样指导,以保证患者充分理解口腔清洁、深咳、避免口咽部菌群污染的意义和方法。①用清水漱口2~3次,有义齿者应先取下义齿;再用力咳嗽咳出深部痰液;②将痰液咳入无菌杯内;③盖好并拧紧杯盖,尽快送达实验室。痰液标本采集规程见图3-1。

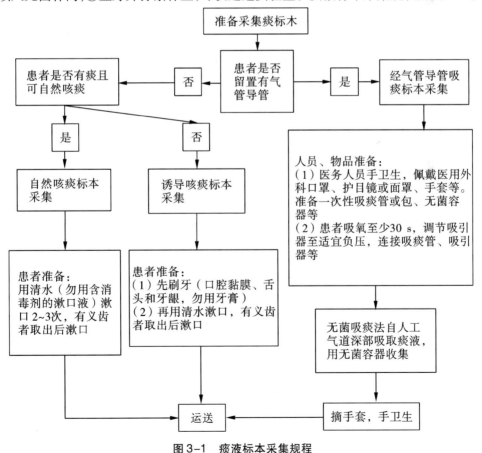

图3-1　痰液标本采集规程

3. 注意事项 由于肺炎链球菌、流感嗜血杆菌、卡他莫拉菌等苛养菌是最常见的肺部感染病原体,标本盒内细菌在室温环境下很容易自溶死亡,如不能在采集标本后 2 h 内接种将明显影响检出率。因此痰标本的采集时机十分关键,应严格遵循以下原则采集标本:①争取首剂抗菌药物治疗使用前及更换抗菌药物前采集;②只要有可能得到合格的痰标本,应马上采集、送检,标本采集后保证 2 h 内送达实验室并得到接种;③宜在医护人员直视下留取合格痰标本;④送检痰标本后 3 d 内不主张再次送检。

（二）尿液标本

泌尿系统感染可分为单纯性尿路感染、复杂性尿路感染及尿脓毒血症,诊断主要通过采集尿液标本进行微生物学检测。其中 90% 的门诊患者和 50% 左右的住院患者,其病原菌是大肠埃希菌;其他致病性微生物还包括其他细菌、假丝酵母等。泌尿系感染微生物学检测的方法为尿培养、免疫学检测等。

尿液标本通常是无菌的或有暂时性少量定植菌存在。在标本采集过程中,应避免尿液被尿道或尿道周围的正常菌群污染。

1. 标本采集指征 当患者出现尿频、尿急、尿痛、血尿、肾区疼痛等症状,同时可能伴有寒战、高热、白细胞计数升高,怀疑存在尿路感染;或尿常规结果提示尿路感染;或留置导尿管患者出现发热时,应考虑送检尿液标本。无症状的患者不建议常规进行尿培养检测。

2. 标本采集规程

（1）清洁中段尿采集:中段尿标本的采集往往由患者独立完成,应向患者充分说明留取无污染中段尿的意义和具体采集方法。尽可能在未使用抗菌药物前送检,晨尿最佳。采集方法如下。①女性:在采集标本前充分清洗尿道口部位;分开两腿;用肥皂水清洗尿道口部位;手持采样杯外侧,避免接触杯口边缘。先将少量尿液排入便池,然后用采样杯采集半杯尿液;将盖子盖好、旋紧;检查杯盖是否密封,避免溢洒。②男性:在采集标本前充分清洗尿道口。将包皮上翻(如果未割包皮),充分暴露龟头;用肥皂水清洗尿道口;手持采样杯外侧,避免接触杯口边缘。先将少量尿液排入便池,然后用采样杯采集半杯尿液;将盖子盖好、旋紧;检查杯盖是否密封,避免溢洒。尿液标本采集规程见图 3-2。

（2）留置导尿管采集:因存在着极大的污染可能,禁止从集尿袋中采集标本,接穿刺导尿管近端侧壁采集尿液标本。具体操作如下:夹闭导尿管不超过 30 min;用酒精棉球消毒清洁导管近端采样部位周围外壁;将注射器针头穿刺进入导管腔,抽吸出尿液;收集的尿液置于无菌尿杯或试管中;检查杯盖是否密封,避免溢洒。

（3）耻骨上膀胱穿刺采集:如需进行厌氧菌培养或儿童及其他无法配合获得清洁尿液标本时,应采用耻骨上膀胱穿刺。消毒脐部至尿道之间区域的皮肤;对穿刺部位进行局部麻醉;在耻骨联合和脐部中线部位将针头插入充盈的膀胱;用无菌注射器从膀胱吸取尿液;无菌操作将尿液转入无菌螺口杯,尽快送至实验室培养;厌氧菌培养,可进行床旁接种,将培养平板放入厌氧袋/罐内送检;或无菌操作直接将注射器中的尿液注入厌氧血培养瓶中,迅速送检。

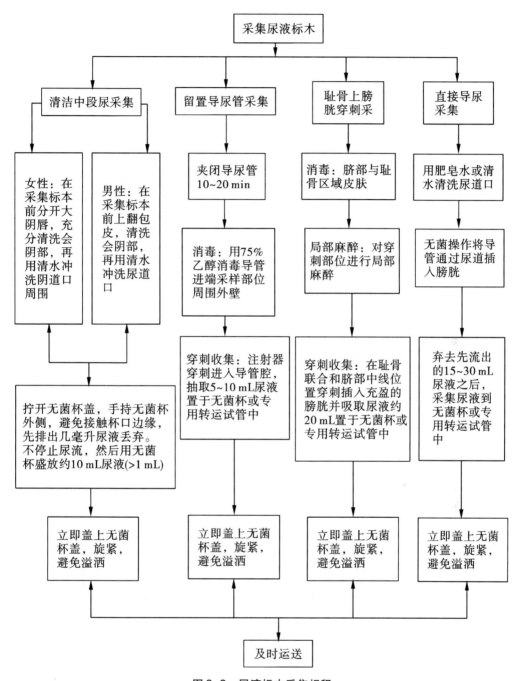

图3-2　尿液标本采集规程

　　3.注意事项　尿路感染诊断的主要标本,使用抗菌药物前送检。避免采集过程中周围皮肤黏膜及尿道定植菌污染,不可从集尿袋下端管口留取标本。

（三）血标本

血液是来自无菌部位的标本。血液培养对感染性疾病的诊断、治疗和预后有重要的临床意义。血培养检测可以为临床进行血流感染和其他部位感染的诊断提供有力依据。快速、准确的血培养检测结果，对临床的治疗和患者的预后有着至关重要的作用。

1. 标本采集指征

（1）菌血症：患者出现发热（≥38 ℃）或低温（≤36 ℃），或寒战；白细胞计数增多（计数>10.0×10⁹/L），中性粒细胞增多；或白细胞计数减少（计数<3.0×10⁹/L）；有皮肤黏膜出血、昏迷、多器官功能衰竭、休克等全身感染症状体征，只要具备其中之一，又不能排除细菌、真菌血流感染的，就应进行血培养。伴有以下情况之一时，应立刻进行血培养：医院获得性肺炎；留置中心静脉导管、PICC 等血管导管>48 h；有免疫功能缺陷伴全身感染症状。

（2）感染性心内膜炎：凡原因未明的发热，持续在 1 周以上，伴有心脏杂音或心脏超声发现赘生物，或原有心脏基础疾病、人工心脏瓣膜植入患者，均应多次进行血培养检测。

（3）导管相关血流感染：患者带有血管内导管超过 1 d 或者拔除导管未超过 48 h，出现发热（>38 ℃）、寒战或低血压等全身感染表现，不能除外由血管内导管引起感染可能的，应多次进行血培养检测。

2. 标本采集规程

（1）菌血症：①尽可能在患者寒战开始时，发热高峰前 30～60 min 内采血；尽可能在使用抗菌药物治疗前采集血培养标本。②如患者已经使用抗菌药物治疗，应在下一次用药之前采血培养。③采血部位：通常为肘静脉，切忌在静脉滴注抗菌药物的静脉处采血。除非怀疑有导管相关的血流感染，否则不应从留置静脉或动脉导管取血，因为导管常伴有定植菌存在。④采血工具：建议采用商业化的真空血培养瓶，室温保存，同一部位采集两瓶血培养时不建议更换针头。⑤采血次数、血培养瓶选择：对于成人患者，应同时分别在两个部位采集血标本，每个部位应需氧和厌氧培养各一瓶。对于儿童患者，应同时分别在两个部位采集血标本，分别注入儿童瓶，厌氧瓶一般不需要，除非怀疑患儿存在厌氧菌血流感染。⑥采血量：采血量是影响血培养检出阳性率的重要因素，采血量过少会明显降低血培养阳性率。成人每次每培养瓶应采血 5～10 mL 注入成人瓶；婴幼儿根据孩子的体重确定采血总量，每培养瓶（儿童瓶）采血 2～4 mL。⑦皮肤、血培养瓶消毒：为减少皮肤、培养瓶口等对血培养造成的污染，在穿刺前，应对皮肤和培养瓶口进行消毒并充分干燥，以减少假阳性的发生概率；避免采血管内空气注入厌氧血培养瓶；避免在静脉留置导管连接处（如肝素帽处）采血标本，避免标本污染。具体采集规程见图 3-3。

（2）感染性心内膜炎：建议在经验用药前 30 min 内在不同部位采集 2～3 套外周静脉血培养标本。如果 24 h 内 3 套血培养标本均为阴性，建议再采集 3 套血培养标本送检。怀疑左心心内膜炎时，采集动脉血提高血培养阳性率。采集规程见图 3-3。

（3）导管相关血流感染：分为保留导管和不保留导管两种情况。采集规程见图 3-4，图 3-5。

物品准备
血培养瓶、采血标签、皮肤消毒剂、棉签、止血带、无菌巾、注射器、手套

手卫生、戴帽子、口罩

检查血培养瓶有效期，去除血培养瓶盖子，75%乙醇消毒橡皮塞，待干

戴手套，垫无菌巾，使用0.5%葡萄糖酸氯已定作用30 s(不适用于2个月以内的婴儿)或者75%乙醇皮肤消毒，消毒区域直径≥3 cm,消毒剂待干后采集不同部位2套外周

注射器采血：一个部位采集血标本约20 mL,先将8~10 mL标本接种到厌氧瓶，再将剩下的血标本接种到需氧瓶，并轻轻晃匀
采血针采血：先将8~10 mL血标本接种到需氧瓶，再将剩下的血标本接种到厌氧瓶，并轻轻晃匀

血培养瓶上注明采血部位和时间，脱手套，手卫生，血标本及时送检

图3-3　外周血标本采集规程

保留导管:分别从外周静脉和导管内各采取 1 套血培养标本,在培养瓶上标注采集部位,送往微生物实验室,同时进行上机培养。2 套血培养检出同种细菌,且来自导管的血培养标本报阳时间比来自外周的血培养标本报阳时间早 2 h 以上,可诊断导管相关血流感染。

不保留导管:在外周静脉采集 2 套血培养标本。同时,通过无菌操作剪取已拔出的导管尖端 5 cm,在血平板上交叉滚动 4 次进行送检。或采用超声振荡法留取菌液接种。从导管尖端和外周血培养培养出同种同源细菌,且导管尖端血平皿的菌落计数>15 CFU有意义。

3. 注意事项　血液标本采集后应立即送检,最好在 2 h 内送达实验室。不能及时送检者,应置室温暂存。血培养瓶接种前后都禁止放冰箱。运送的装置要足够安全,避免血培养瓶的运送过程中因碰撞发生破裂。

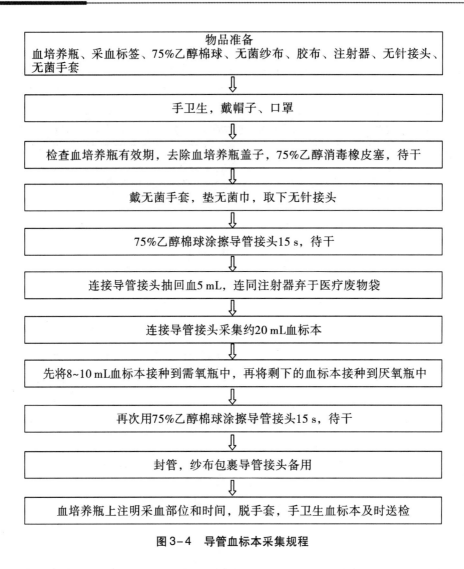

图3-4 导管血标本采集规程

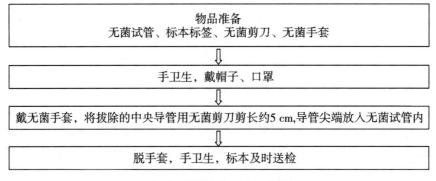

图3-5 导管尖端标本采集规程

（四）皮肤软组织标本

皮肤及软组织感染是致病菌侵犯表皮、真皮和皮下组织引起的炎症性疾病。皮肤及软组织感染包括烧伤创面感染、手术后切口感染、急性蜂窝织炎、外伤感染、咬伤感染及压疮感染等。

对大多数开放性损伤感染部位的取样，应在清洁创面后，在无菌条件下于深层基底或病变中心及边缘取样。

1. 标本采集指征 ①脓肿：皮肤或皮下脓肿受累部位出现红、肿、热、痛，需手术切开引流时；深部脓肿表现为局部疼痛和触痛并伴有全身症状，发热、乏力、食欲减退等；创伤或手术部位感染。②烧伤：由于烧伤的早期创面无菌，烧伤后12 h勿采集标本。当患者出现发热、创面恶化时，考虑采样。

2. 标本采集规程 首先应用无菌生理盐水或注射用水清洁创面。

（1）创面表面拭子：采用无菌棉拭子用力刮取创面，置无菌试管内，封闭管口，见图3-6。

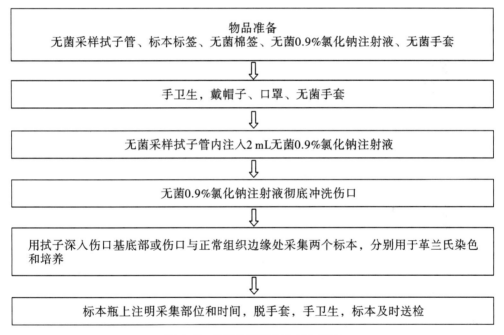

图3-6 分泌物拭子标本采集规程

（2）组织的标本采取：在无菌条件下，切取伤口基底处组织，以≥1 cm² 为宜。采集规程见图3-7。

（3）开放性脓腔：需进行清创。用无菌0.9%氯化钠注射液清洁创面，用拭子采集深部伤口或溃疡基底部的分泌物，至少采集两个拭子（分别用于涂片和培养）；或剪取深部病损边缘的组织。采集规程见图3-6。

（4）封闭的脓肿：对病灶局部的皮肤或黏膜表面彻底消毒，用注射器抽取脓液，放入无菌容器内，同时送需氧及厌氧培养。或将脓肿切开引流后，取脓肿壁的一部分送检。

采集规程见图 3-8。

物品准备
无菌试管、标本标签、无菌剪刀/刀片、无菌0.9%氯化钠注射液、无菌手套

⇩

手卫生，戴帽子、口罩、无菌手套

⇩

无菌试管内注入2 mL无菌0.9%氯化钠注射液

⇩

外科手术/0.9%氯化钠注射液清洁伤口后使用无菌剪刀/刀片采集标本≥1 cm²的组织标本，可采集同一部位不同区域的多个标本，放入带0.9%氯化钠注射液的无菌试管内

⇩

试管上注明采集部位和时间

⇩

脱手套，手卫生，标本及时送检

图 3-7　组织标本采集规程

物品准备
血培养瓶、标本标签、75%乙醇、皮肤消毒剂、无菌棉签、注射器、无菌手套

⇩

手卫生，戴帽子、口罩

⇩

检查血培养瓶有效期，去除血培养瓶盖子，75%乙醇消毒橡皮塞，待干

⇩

戴无菌手套

⇩

以穿刺点为中心，消毒脓肿表面皮肤，消毒面积大于5cm×5cm

⇩

用注射器穿刺抽取脓液，如脓液过多，先切开引流，在基底部或脓肿壁采集标本

⇩

一般细菌培养鉴定：直接连注射器送检
无菌体液细菌培养鉴定：排除注射器内部及针头的气体，直接将脓液注入培养瓶，培养瓶上注明采集部位和时间

⇩

脱手套，手卫生，标本及时送检

图 3-8　脓肿标本采集规程

（5）瘘管或窦道脓液：最好在外科探查时采集最深处组织。

3.注意事项　应尽快在疾病初发时采集首份标本，尽可能在抗菌药物使用前；采集厌氧培养应注意避免正常菌群污染和接触空气，厌氧培养不能用拭子，而应采用注射器抽吸的方法采集深部、创面边缘的标本；开放性脓肿不能做厌氧菌培养闭锁性脓肿或深部切口感染标本不能用拭子采集；出现发热、寒战等全身感染症状患者应同时送检血培养；怀疑细菌或真菌感染时，除了血液标本之外，所有无菌体液标本均宜进行革兰氏染色镜检。

标本采集后应立即送检，通常室温不超过 1 h 送至实验室；若不能及时送检，需 4 ℃保存不超过 24 h；厌氧菌培养不可放置冰箱保存；组织应保持湿润并在 30 min 内送至实验室，不可冷藏。

三、微生物标本质控

微生物检验标本质控是一项长期的、连续性工作，各医疗机构应建立标本质量控制体系与管理要求，明确拒收标准，建立退检机制，并不断优化微生物标本的采集与送检流程，临床医护应充分掌握标本拒收标准和退检机制，主动参加相关培训，与实验室做好沟通。微生物实验室对标本的拒收标准如下。

（1）所用运送培养基不合适，如厌氧培养标本却按需氧培养标本送检。

（2）运送标本的时间过长。

（3）标本容器上未贴标签或贴错标签。

（4）容器有裂缝或被打破。

（5）标本明显被污染。

（6）拭子上的标本干掉。

（7）标本不符合检验要求，如痰标本以唾液为主。

（8）标本使用了固定剂及防腐剂。

（9）标本量不够。

（10）24 h 内重复送检的标本（血培养除外）。

【思考题】

1.进行血培养的采集时机和采集量有何要求？

2.当怀疑导管相关性血流感染时，拔除导管和不拔出导管，在采集方法上的区别是什么？

3.对留置导尿管的患者如何采集尿液进行病原学检查？

第三节 多重耐药菌医院感染预防与控制

本节PPT

♦【学习目标】

1. 掌握多重耐药菌的定义。
2. 掌握多重耐药菌医院感染防控的核心措施。

多重耐药菌（multidrug-resistant organism，MDRO）作为医院感染的主要病原菌，是医院感染防控的重点。有研究显示，MDRO医院感染患者的病死率为普通感染患者的1.7倍，且平均留院时长明显增加，再次入院率增加2.17倍。MDRO的预防与控制形势依然严峻，各医疗机构需进一步完善管理机制，建立多部门协作模式，严格执行抗菌药物应用指征，以防止或减缓耐药菌产生。

一、概念

不同的指南对于多重耐药菌的定义略有不同，2011年《多重耐药菌医院感染预防与控制技术指南》中定义：MDRO主要是指对临床使用的三类或三类以上抗菌药物同时呈现耐药的细菌。2015年《多重耐药菌医院感染预防与控制专家共识》中定义：MDRO指对通常敏感的常用的三类或三类以上抗菌药物同时呈现耐药的细菌。2021年《临床重要耐药菌感染传播防控策略专家共识》中定义：多重耐药的微生物对可用药物中三类或更多（每类中的1种或更多）不敏感；广泛耐药（extensively drug-resistant，XDR）对可用药物除了2类或1类之外，其余（每类中的1种或更多）均不敏感；全耐药（pandrug-resistant，PDR）对可用药物均不敏感。

常见MDRO包括耐甲氧西林金黄色葡萄球菌、万古霉素耐药肠球菌（vancomycin-resistant enterococcus，VRE）、产超广谱β-内酰胺酶细菌、耐碳青霉烯类抗菌药物肠杆菌科细菌（carbapenem-resistant enterobacteriaceae，CRE）（如产Ⅰ型新德里金属β-内酰胺酶或产碳青霉烯酶的肠杆菌科细菌）、耐碳青霉烯类抗菌药物鲍曼不动杆菌（carbapenem-resistant Acinetobacter baumannii，CRAB）、多重耐药/泛耐药铜绿假单胞菌和多重耐药结核分枝杆菌等。

二、现状

2014年世界卫生组织发布的《抗菌素耐药：全球监测报告》指出，多重耐药菌的严重威胁不再是对未来的预测，它正在世界各地发生，可能影响任何国家、任何年龄的任何人；当细菌发生变化时，抗生素不再对需要治疗感染的人有效，这是对公共卫生的一个主要威胁；如果仍不采取紧急行动，世界将迈向"后抗生素时代"。

　　中国细菌耐药监测网发布的数据显示,2005 年至 2022 年十几年时间内,鲍曼不动杆菌对亚胺培南的耐药率从 31.70% 上升到 77.77%;铜绿假单胞菌对亚胺培南的耐药率从 22.1% 上升到 38.6%;肺炎克雷伯菌对亚胺培南的耐药率从 2.4% 上升到 25.0%。鲍曼不动杆菌对美罗培南的耐药率从 39.9% 上升到 79.0%;铜绿假单胞菌对美罗培南的耐药率从 17.6% 上升到 35.3%;肺炎克雷伯菌对美罗培南的耐药率从 2.6% 上升到 26.3%。

三、医院感染防控策略

(一)干预原则

　　MDRO 可以通过医务人员的手、污染的器械或者物体表面,引起广泛传播,从而给感染防控带来很大挑战。单独一项防控措施不足以阻断 MDRO 在诊疗实践过程中的传播,需采取集束化措施来阻断耐药菌在诊疗实践过程中的传播。集束化措施主要包括:正确的手卫生,正确使用个人防护用品,限制患者的转运,器械设备专人专用,优先清洁和消毒患者病室,减少侵入性装置使用等。对于 MDRO 防控来说,严格管控抗菌药物的使用、进行有针对性的主动筛查是非常重要的措施。

　　为保障集束化措施得到正确、有效实施,医疗机构应建立多部门协作机制,保障防控资源投入,加强防控能力建设,制定、实施切实有效的监控策略,及时掌握本机构内 MDRO 流行动态,开展干预措施执行依从性的监测,并定期反馈监测数据。

(二)预防与控制措施

　　1. 加强医务人员手卫生　　医疗机构应通过多种方式教育员工提高手卫生意识与技能,在正确的时机进行正确的手卫生,同时,鼓励患者积极参与手卫生改进实践,加强为 MDRO 隔离患者进行诊疗的医护人员和对患者进行探视人员的手卫生。

　　目前,有证据表明洗手池是 MDRO 重要的污染源。因此,医疗机构应重视诊疗区域内洗手池设置位置的选取及其清洁、消毒管理。根据喷溅范围合理设置洗手池位置,应合理确定洗手池与患者、床单元,以及配药、配餐和物品储存等区域的距离(≥1 m);洗手池不得用于倾倒患者排泄物等污染性液体;应采取控制出水流速、安置隔板等防溅措施,并定期清洁、消毒(如热水循环),保持洗手池清洁和相对干燥。在有 MDRO 感染暴发或疑似暴发时,宜对洗手池开展采样检测 MDRO,如发现有 MDRO 污染,应及时进行彻底清洁、消毒,或者更换相应部件。

　　2. 严格实施隔离措施　　医疗机构应当对所有患者实施标准预防措施,对确定或高度疑似多重耐药菌感染患者或定植患者,应当在标准预防的基础上,实施接触隔离措施,预防多重耐药菌传播。

　　(1)尽量选择单间隔离,也可以将同类多重耐药菌感染患者或定植患者安置在同一房间。隔离房间应当有隔离标识。不宜将多重耐药菌感染或者定植患者与留置各种管道、有开放伤口或者免疫功能低下的患者安置在同一房间。多重耐药菌感染或者定植患者转诊之前应当通知接诊的科室,采取相应隔离措施。没有条件实施单间隔离时,应当进行床旁隔离。

（2）与患者直接接触的相关医疗器械、器具及物品如听诊器、血压计、体温表、输液架等要专人专用，并及时消毒处理。轮椅、担架、床旁心电图机等不能专人专用的医疗器械、器具及物品要在每次使用后擦拭消毒。

（3）医务人员对患者实施诊疗护理操作时，应当将高度疑似或确诊多重耐药菌感染患者或定植患者安排在最后进行。接触多重耐药菌感染患者或定植患者的伤口、溃烂面、黏膜、血液、体液、引流液、分泌物、排泄物时，应当戴手套，必要时穿隔离衣，完成诊疗护理操作后，要及时脱去手套和隔离衣，并进行手卫生。

3. 遵守无菌技术操作规程　医务人员应当严格遵守无菌技术操作规程，特别是在实施各种侵入性操作时，应当严格执行无菌技术操作和标准操作规程，避免污染，有效预防多重耐药菌感染。

4. 加强清洁和消毒工作　医疗机构要加强多重耐药菌感染患者或定植患者诊疗环境的清洁、消毒工作，特别要做好 ICU、新生儿室、血液科病房、呼吸科病房、神经科病房、烧伤病房等重点部门物体表面的清洁、消毒。要使用专用的抹布等物品进行清洁和消毒。对医务人员和患者频繁接触的物体表面（如心电监护仪、微量输液泵、呼吸机等医疗器械的面板或旋钮表面，听诊器、计算机键盘和鼠标、电话机、患者床栏杆和床头桌、门把手、水龙头开关等），采用适宜的消毒剂进行擦拭、消毒。被患者血液、体液污染时应当立即消毒。出现多重耐药菌感染暴发或者疑似暴发时，应当增加清洁、消毒频次。在多重耐药菌感染患者或定植者诊疗过程中产生的医疗废物，应当按照医疗废物有关规定进行处置和管理。

（三）其他措施

1. 主动监测　医疗机构应主动针对 CRE 与 MRSA 开展感染监测，同时，依据本地 MDRO 流行病学和风险评估结果，对无症状 MDRO 定植进行监测培养。医疗机构应该了解本单位临床实验室是否具有筛选 MDRO、进行碳青霉烯酶测试的技术能力。如果不具备此种能力，应寻求有能力的机构外实验室提供必要的帮助。

对于从标本中检出 MDRO 的患者，建议医疗机构收集病例基本流行病学信息——包括患者的人口统计资料、入院日期、转归、药物治疗情况和常见风险（如手术、操作、从其他医疗机构转院等），以了解这些个体的共同特征。

（1）MDRO 感染患者的监测：包括患者感染症状的持续监测和 MDRO 感染者实验室检测结果的定期监测。对于有感染症状的患者，应及时送检微生物标本培养。当从临床标本或监测标本中检出 MDRO 时，实验室应及时将结果通知临床医务人员和感控人员，确保快速采取防控措施。

（2）MDRO 定植的患者筛查：无症状的定植患者可成为潜在的传染源。通过对 MDRO 感染患者的标本进行培养，仅可识别一小部分 MDRO 定植患者，但难以识别无症状的定植者。全面的主动监测可避免此类情况，然而，综合考虑目前医疗服务资源配置、利用的现状和可能造成社会医疗总费用增加等因素，不建议医疗机构常规进行 MDRO 定植患者的主动筛查，主动筛查的目标人群应限定在存在特定高风险的群体，如接受器官移植的患者。但在发生 MDRO 感染病例聚集或暴发流行期间，应对新入院患者和 MDRO

感染病例的接触者进行针对 MDRO 的主动筛查。必要时应实施多学科评估,共同确定筛查人群和筛查频次。

2. 合理应用抗菌药物

(1)减少抗菌药物不合理使用:控制抗菌药物的不合理应用,减少 MDRO 产生。重点是强化替加环素、碳青霉烯类抗菌药物临床应用的监督管理,严格落实抗菌药物分级和医师处方权管理要求;优化抗菌药物品种品规结构,及时将临床效果确切、安全风险低、费效比高的药品纳入供应目录,逐步淘汰药效药动力学特性差、不良反应多、容易产生耐药和循证医学证据不足的药品;鼓励将青霉素类等既能有效控制感染,又不易诱导耐药的经典抗菌药物(如哌拉西林/他唑巴坦等)纳入供应目录,规范合理使用,逐步提高其使用比例;鼓励临床药学部门积极开展药物浓度监测和 PK/PD 相关研究,杜绝使用不符合 PK/PD 原理的药物。

(2)规范采集送检,正确解读微生物检测报告:对临床诊断为细菌真菌性感染的病例,应在开始抗菌治疗前,及时采集感染部位合格的微生物标本送病原学检测。新入院患者最佳微生物标本采集时机,是入院当天首剂抗菌药物使用前,短时间内重复采集同一类型标本送检通常无意义;初始抗菌治疗无效或效果不明显的患者,应在变更抗菌治疗方案前采样送检。

尽量提高采集自无菌部位的微生物标本送检比例,除了血液、脑脊液等注入血培养瓶培养的无菌标本外,不建议在凌晨留取标本(包括下呼吸道标本、尿和体液等),以避免因微生物标本不能及时得到处理导致错误的检测结果。各级医疗机构临床微生物实验室应建设具备 24 h 及时接收、处理微生物标本的能力。

定植菌包括在医疗环境中常驻的 MDRO,是影响临床评判感染病原体的重要因素。医生应结合患者感染临床表现、炎症指标、已采取抗菌治疗措施的效果,以及微生物标本采集部位、采样方法、临床分离菌种类及其生物学特性和药物敏感试验结果等因素,综合判断临床分离菌是否感染致病菌。

对于正在使用广谱抗菌药物治疗的病例,如由其非无菌部位采集的临床微生物标本中检出耐药菌株,但患者感染征象或炎症指标已改善,提示抗菌药物治疗有效,则倾向将检出耐药菌株判定为非感染责任菌。对于血、脑脊液等无菌部位标本检出的耐药菌株,也须在排除为污染菌的可能后确认为致病菌。如有必要,应再次规范采集标本重新送检,次日询问初步培养结果以进一步确定是否感染责任菌,避免不必要的抗菌药物使用。

◆【思考题】

1. 临床常见的多重耐药菌有哪些?
2. 简述多重耐药菌预防与控制措施。

第四章　感染防控临床综合应用

第一节　标准预防与个人防护

本节PPT

【学习目标】

1. 掌握标准预防定义及主要措施。
2. 掌握常用个人防护用品穿脱操作流程及注意事项。
3. 了解个人防护用品选择及使用原则。

医护人员是离疾病最近的人,普遍存在因职业暴露而感染的风险。2019年12月新冠疫情暴发以来,湖北省武汉市陆续发现多例患者。截止到2020年3月6日湖北省有超过3000名医务人员被感染,且40%为医院感染,其原因主要为医务人员对职业防护的认识不足。标准预防是医务人员在诊疗活动中需要采取的最基础的预防感染措施,其核心为根据不同的操作,选择不同的防护用品,采取不同的防护措施,是医务人员预防医院感染的法宝和利器。

一、标准预防

(一)概念

标准预防基于患者的体液(血液、组织液等)、分泌物(不包括汗液)、排泄物、黏膜和非完整皮肤均可能含有病原体的原因,针对医院患者和医务人员采取的一组预防感染措施。

既要防止患者将疾病传染给医务人员,又要防止医务人员将疾病传染给患者,强调双向防护。措施包括手卫生,根据预期可能的暴露穿戴手套、隔离衣、口罩、帽子、护目镜或防护面罩等个人防护用品,安全注射,以及穿戴合适的防护用品处理污染的物品与医疗器械等。

(二)具体措施

标准预防适用于患者诊断、治疗、护理等全过程,措施如下。

1. 手卫生

（1）手卫生方法：医务人员洗手方法。在流动水下，淋湿双手。取适量洗手液（肥皂），均匀涂抹至整个手掌、手背、手指和指缝。认真揉搓双手，注意清洗双手所有皮肤，包括指背、指尖和指缝，具体揉搓步骤（步骤不分先后）（图4-1）。

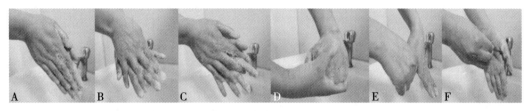

A.掌心相对，手指并拢，相互揉搓；B.手心对手背沿指缝相互揉搓，交换进行；C.掌心相对，双手交叉指缝相互揉搓；D.弯曲手指使关节在另一手掌心旋转揉搓，交换进行；E.右手握住左手大拇指旋转揉搓，交换进行；F.将五个手指尖并拢放在另一手掌心旋转揉搓，交换进行；在流动水下彻底冲净双手，擦干，宜使用纸巾。

图4-1 医务人员六步洗手法

医务人员卫生手消毒方法。取适量的手消毒剂于掌心，均匀涂抹双手。按照图4-1医务人员洗手方法揉搓步骤进行揉搓。揉搓至手部干燥。

（2）手卫生指征：手部没有肉眼可见污染时，宜使用手消毒剂进行卫生手消毒。当发生以下情况时，医务人员应洗手和/或使用手消毒剂进行卫生手消毒：①接触患者前；②清洁、无菌操作前，包括进行侵入性操作前；③暴露患者体液风险后，包括接触患者黏膜、破损皮肤或伤口、血液、体液、分泌物、排泄物、伤口敷料等之后；④接触患者后；⑤接触患者周围环境后，包括接触患者周围的医疗相关器械、用具等物体表面后。

当发生以下情况时，医务人员应洗手：①当手部有血液或其他体液等肉眼可见的污染时；②可能接触艰难梭菌、肠道病毒等对速干手消毒剂不敏感的病原微生物时。

当发生以下情况时，医务人员应先洗手，然后进行卫生手消毒：①接触传染病患者的血液、体液和分泌物以及被传染性病原微生物污染的物品后；②直接为传染病患者进行检查、治疗、护理或处理传染患者污物之后。

2. 呼吸道卫生/咳嗽礼仪 应对医务人员、患者、探视者进行培训教育，并指导实施。打喷嚏、咳嗽时用纸巾盖住口鼻并立即弃置用过的纸巾。当患者病情允许、可以耐受时，需佩戴医用外科口罩。接触呼吸道分泌物后实施手卫生。宜使呼吸道感染患者在候诊区内相互间保持1 m以上的间距。医务人员诊疗有呼吸道感染症状和体征的患者时应戴医用外科口罩，接诊疑似经空气传播疾病或不明原因传播疾病时应戴医用防护口罩。

3. 防护用品 正确选择和穿戴个人防护用品。

4. 安全注射 每次注射均使用一次性使用无菌注射器及针头。宜使用单剂量包装的注射剂。输液及给药装置只能用于一位患者，不应多位患者共用，每次使用后合理处置。应严格遵守无菌操作规范，一次性使用无菌物品应一人一用一丢弃。

5. 锐器伤预防 在进行侵袭性诊疗、护理操作过程中，宜使用具有防刺性能的安全注射装置。保证诊疗环境光线充足。不应用手直接接触使用后的锐器，不应双手回套针帽。使用后的锐器应直接放入耐刺、防渗漏的专用锐器盒中。重复使用的锐器，应放在防刺、防渗漏的容器内运输和处理。

6.其他　①规范清洗与消毒重复使用物品;②规范处理医用织物;③规范清洁与消毒环境、物体表面;④规范处置医疗废物。

二、个人防护

(一)概念

用于保护使用者避免接触病原体的各种屏障用品。包括口罩、手套、护目镜、防护面罩、隔离衣、医用一次性防护服、防水围裙等。

各医疗机构使用的防护用品应符合国家相关标准,医务人员应根据标准预防、不同传播途径疾病预防与控制需要及疾病危害性,选择适宜的个人防护用品,并在有效期内使用。

(二)常用个人防护用品

1.口罩　口罩主要用于隔离微小的颗粒物质,比如粉尘、细菌、血液、体液等,佩戴口罩可预防经呼吸道传播疾病,还可以减少患者的血液、体液等传染性物质喷溅至医护人员的口鼻,同时防止医务人员将病原体传播给患者。医疗机构内常使用的口罩有三种:一次性医用口罩(图4-2A)、医用外科口罩(图4-2B)、医用防护口罩(图4-2C)。三种口罩的细菌滤过效率相同,防水性为医用外科口罩>医用防护口罩>一次性医用口罩,颗粒过滤效率为医用防护口罩>医用外科口罩>一次性医用口罩,三种口罩的主要区别见表4-1。

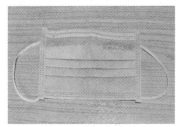 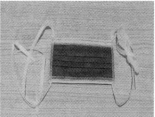 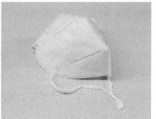

A.一次性医用口罩　　　　　B.医用外科口罩　　　　　C.医用防护口罩

图4-2　医疗机构内常使用的口罩

注:配图仅供参考,不能以耳挂或系带来区分是否为医用外科口罩

表4-1　三种口罩的区别

口罩类型	执行标准	形状	防水性	细菌过滤效率	颗粒过滤效率
一次性医用口罩	一次性医用口罩 YY/T0969-2013	长方形	无要求	不小于95%	无要求

续表 4-1

口罩类型	执行标准	形状	防水性	细菌过滤效率	颗粒过滤效率
医用外科口罩	医用外科口罩 YY/T0469-2011	长方形	2 mL 合成血液以 120 mmHg（16.0 kPa）压力喷向口罩外侧面后，口罩内侧面不应出现渗透	不小于 95%	对非油性颗粒的过滤效率不小于 30%
医用防护口罩	医用防护口罩 YY/T0469-2011	鸭嘴形	2 mL 合成血液以 80 mmHg（10.7 kPa）压力喷向口罩，口罩内侧不应出现渗透	不小于 95%	1、2、3 级口罩对非油性颗粒的过滤效率分别不低于 95%、99%、99.97%

（1）口罩的应用指征：应根据不同的诊疗要求选用不同种类的口罩，一般诊疗活动，可佩戴一次性使用医用口罩或医用外科口罩；手术部（室）工作或诊疗护理免疫功能低下患者、进行有体液喷溅的操作或侵入性操作时应戴医用外科口罩；接触经空气传播传染病患者、近距离（≤1 m）接触飞沫传播的传染病患者或进行产生气溶胶操作时，应戴医用防护口罩。

（2）口罩的佩戴方法：分为以下几种。①医用外科口罩佩戴方法（图 4-3）。②医用防护口罩佩戴方法（图 4-4）。

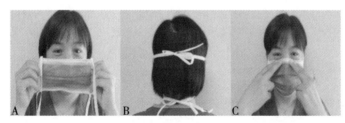

A. 手卫生后取用医用外科口罩，检查口罩，区分上下内外，有鼻夹的一侧朝上，鼻夹明显的一侧朝外；B. 将医用外科口罩罩住鼻、口及下巴，系带式医用外科口罩上方带系于头顶中部，下方带系于颈后，调整系带的松紧度，挂耳式医用外科口罩将两侧系带直接挂于耳后；C. 将双手指尖放在鼻夹上，从中间位置开始，用手指向内按压，并逐步向两侧移动，根据鼻梁形状塑形。

图 4-3 医用外科口罩佩戴

（3）摘除口罩的方法：分为以下两种。①摘除医用外科口罩方法（图 4-5）。②摘除医用防护口罩方法（图 4-6）。

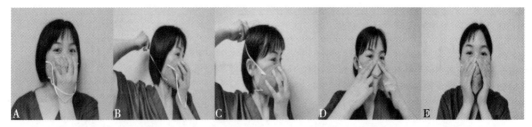

A. 手卫生后取医用防护口罩,一只手托住医用防护口罩,有鼻夹的一面背向外;B. 将防护口罩罩住鼻、口及下巴,鼻夹部位向上紧贴面部;用另一只手将下侧系带拉过头顶,放在颈后双耳下;C. 再将上侧系带拉至头顶中部;D. 将双手指尖放在金属鼻夹上,从中间位置开始,用手指向内按鼻夹,并分别向两侧移动和按压,根据鼻梁的形状塑形;E. 进行密合性检查(双手捂住医用防护口罩快速呼气吸气),若鼻夹附近有漏气,应重新调整鼻夹,调整至不漏气为止。

图 4-4　医用防护口罩佩戴

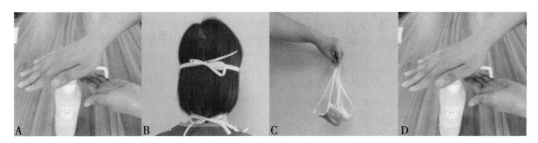

A. 手卫生;B. 系带式医用外科口罩先解开下面的系带,再解开上面的系带,挂耳式口罩双手直接捏住耳后系带取下;C. 放入废物容器内;D. 再次进行手卫生。

图 4-5　医用外科口罩摘除

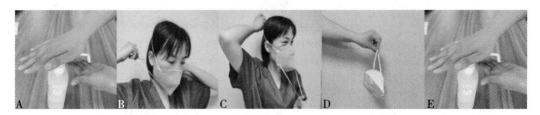

A. 手卫生;B. 将位于颈部的下侧系带从脑后拉过头顶;C. 拉上侧系带摘除口罩;D. 放入废物容器内;E. 再次进行手卫生。

图 4-6　医用防护口罩摘除

2. 手套　用于阻隔病原体通过使用者的手传播疾病和污染环境的屏障用品。

(1)手套的应用指征:应根据不同操作的需要,选择合适种类和规格的手套。接触患者的体液(血液、组织液等)、分泌物、排泄物等及污染物品时,应戴一次性使用医用橡胶检查手套。进行手术、换药等无菌操作以及接触患者破损皮肤、黏膜时,应戴一次性使用灭菌橡胶外科手套。

（2）一次性使用灭菌橡胶外科手套的佩戴方法（图4-7）。

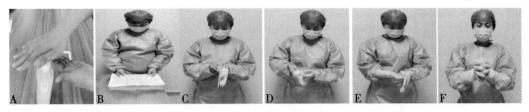

A.手卫生后取用手套；B.打开手套包，一只手掀起口袋的开口处；C.另一只手捏住手套翻折部分（手套内面）取出手套，对准五指戴上；D.捏起另一只手套的袋口，以戴着手套的手指插入另一只手套的翻边内面，将手套戴好；E.然后将手套的翻转处套在工作衣袖外；F.双手交握，测试是否漏气。

图4-7　一次性使用灭菌橡胶外科手套佩戴

（3）摘除一次性使用灭菌橡胶外科手套的方法（图4-8）。

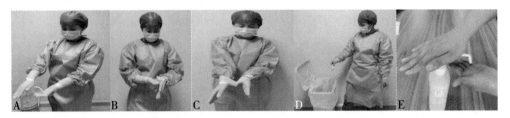

A.手卫生；B.用戴手套的手抓取另一只手的手套外面，翻转脱下，手套外面不得触及皮肤；C.用已脱手套的拇指伸入另一只手套的里面，翻转脱下，双手不能接触手套外面；D.用手捏住手套的里面丢至医疗废物容器内；E.进行手卫生。

图4-8　一次性使用灭菌橡胶外科手套脱卸

3. 隔离衣和医用一次性防护服　应根据诊疗工作的需要，选用隔离衣（包括一次性隔离衣、可复用隔离衣）或医用一次性防护服。

（1）隔离衣应用指征：接触经接触传播的感染性疾病患者或其周围环境，如肠道传染病患者、多重耐药菌感染患者等时；可能受到患者体液（血液、组织液等）、分泌物、排泄物污染时；对实施保护性隔离的患者，如大面积烧伤、骨髓移植等患者进行诊疗、护理时穿无菌隔离衣。

（2）一次性隔离衣穿戴方法（图4-9）。

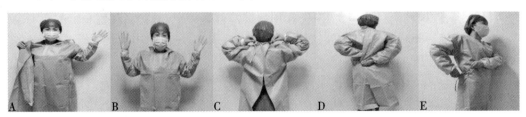

A、B.手卫生；右手提衣领，左手伸入袖内，右手将衣领向上拉，露出左手；换左手持衣领，右手伸入袖内，露出右手，勿触及面部；C.两手持衣领，由领子中央顺着边缘向后系好颈带；D.双手在背后将隔离衣对折，遮盖背面的工作服，且边缘对齐；E.一只手按住折叠处，另一只手将腰带拉至侧面，在侧面打一活结。

图4-9　一次性隔离衣佩戴

（3）一次性隔离衣脱卸方法（图4-10）。

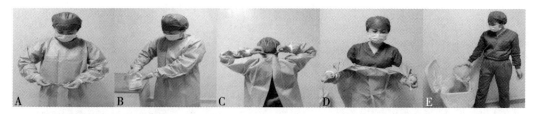

A.解开腰带,在前面打一活结;B.手卫生;C.解开颈后系带;D.双手拉颈带将隔离衣拉至胸前,拉下右侧袖子,双手转换逐渐从袖管中退出,脱下隔离衣;E.将隔离衣从上至下,污染面向内卷成包裹状,弃置于医疗废物桶内;再次进行手卫生。

图4-10　一次性隔离衣脱卸

（4）医用一次性防护服应用指征:接触甲类及乙类按甲类管理的传染病患者时;接触传播途径不明的新发传染病患者时;为高致病性、高病死率的传染病患者进行诊疗护理操作时。

（5）医用一次性防护服穿戴方法:连体或分体医用一次性防护服,应遵循先穿裤,再穿衣,然后戴帽,最后拉上拉锁的流程。

（6）医用一次性防护服脱卸方法

1）脱分体医用一次性防护服时应先将拉链拉开。向上提拉帽子,使帽子脱离头部。脱袖子、上衣,将污染面向里放入医疗废物袋。脱裤,由上向下边脱边卷,污染面向里,脱下后置于医疗废物袋。

2）脱连体医用一次性防护服时,先将拉链拉到底。向上提拉帽子,使帽子脱离头部,脱袖子;由上向下边脱边卷,污染面向里直至全部脱下后放入医疗废物袋内。

4.护目镜、防护面罩　防止体液（血液、组织液等）、分泌物等溅到人体面部的屏障用品。

护目镜、防护面罩的应用指征:在进行可能发生患者体液（血液、组织液等）、分泌物、排泄物等喷溅诊疗、护理操作时,应使用护目镜或防护面罩;为呼吸道传染病患者进行气管插管、气管切开等近距离操作,可能发生患者体液（血液、组织液等）、分泌物等喷溅时,宜使用全面型防护面罩。

5.帽子　应能够遮盖全部头发,分为布质帽子和一次性帽子。进行无菌技术操作,进入污染区、保护性隔离区域、洁净医疗用房等应佩戴帽子;被患者体液（血液、组织液等）、分泌物等污染时,应立即更换;布质帽子应保持清洁,每次使用后或每班次更换并清洁;一次性帽子应一次性使用。

6.鞋套　应具有良好的防水性能,并一次性使用。从潜在污染区进入污染区时、从缓冲间进入负压隔离病室时和进入洁净医疗用房应穿鞋套;应在规定区域内穿鞋套,离开该区域时应及时脱掉;发现破损应及时更换。

🞅【思考题】

1.请思考,当为甲型流感患者吸痰时,应选择什么口罩? 为什么?

2.请思考,要为一名活动性肺结核患者做支气管镜检查时,需要穿戴什么防护用品? 为什么?

3.请思考,某医生为患者进行体格检查时,患者突然剧烈咳嗽,部分痰液沾染医生手部,此时该医生应该怎么办?

第二节 职业暴露处理

本节PPT

【学习目标】

1.掌握职业暴露后现场处理方法。

2.熟悉职业暴露的定义。

3.了解职业暴露分类、原因及危害。

因职业关系,临床医护人员接触致病因子的频率较高,被含有经致病病原体污染的锐器刺破皮肤或被感染者的血液、体液污染自身破损皮肤黏膜而导致感染的概率较高,职业暴露的风险显著增加。因此医护人员是否能够正确识别职业暴露,并且根据不同患者的不同操作采取正确的防护措施,是降低职业暴露的关键。

一、概念

职业暴露是指医务人员在从事诊疗、护理等工作过程中意外暴露于病原体污染的环境,或被具有感染性的血液、体液污染皮肤或黏膜,或者被含有病原体的血液、体液污染的针头及其他锐器刺破皮肤,有可能发生感染的情况。

医务人员常见的职业暴露类型为锐器伤(如拔针过程中,不小心刺破自己的皮肤,或手术过程中,不慎被手术刀割伤)和黏膜暴露(如吸痰时,患者的痰液喷溅入眼,或诊疗呼吸道传染性疾病患者时,口罩滑落)。

二、医务人员职业暴露的危险因素

职业暴露具备两个要素:一是要有感染性暴露源,二是要有接触感染性暴露源的职业从事者。感染性暴露源,目前国内外医学界普遍认为,所有患者的血液体液,如血液、腹膜液、胸膜液、滑液、脑脊液、心包积液、精液、阴道分泌物和羊水、汗液、泪液、唾液、鼻分泌物、呕吐物、粪便、尿液等,都应视为传染性物质,属于感染性暴露源。

医务人员发生职业暴露的危险因素可分为内源性因素和外源性因素。内源性因素主要为医务人员对于职业暴露的认知较低,自我防护意识欠缺,并缺乏专业的职业防护培训。并且,由于工作节奏紧张,为了提升工作效率而违规操作,如面对已知的感染性暴露源不采取相应的防护措施,违背安全注射原则,或损伤性医疗废物处置不当等。外源性因素主要为职业环境不良,如操作时所处的空间拥挤、光线较暗,未提供安全器具等。

三、医务人员职业暴露的现场处理

(一)针刺伤的现场处理流程

医务人员发生针刺伤后,应立即实施以下措施:①流动水冲洗被污染的皮肤;②如有伤口,在伤口旁端轻轻由近心端向远心端挤压,尽可能挤出损伤处的血液在流动水下边挤压边反复冲洗至少5 min,不得吮吸伤口及在伤口局部挤压;③使用皮肤消毒液消毒伤口。

(二)眼黏膜暴露的现场处理流程

医务人员在诊疗操作过程中发生血液体液喷溅至眼内时,应立即实施以下措施:①立即使用0.9%氯化钠注射液或清水反复冲洗;②冲洗手法,翻开暴露者上眼睑用棉签固定,从内眦向外眦冲洗结膜囊,拨开下眼睑进行冲洗;暴露者转动眼球充分暴露结膜囊以便于彻底冲洗;③冲洗时注意避免触及眼睑、睫毛以免污染;位置不宜过高,避免直接冲洗角膜,以免造成刺激;冲洗动作轻柔,不可压迫眼球;若眼黏膜有伤口时,不可进行冲洗。

(三)呼吸道黏膜暴露的现场处理流程

当发生呼吸道黏膜暴露后,应立即实施以下措施:①采取措施保护呼吸道(用手捂住口罩或紧急外加一层口罩等);②离开所处环境;③根据情况可用清水、0.1%过氧化氢溶液、碘伏等清洁消毒口腔、鼻腔。

医务人员职业暴露现场处理流程见图4-11。

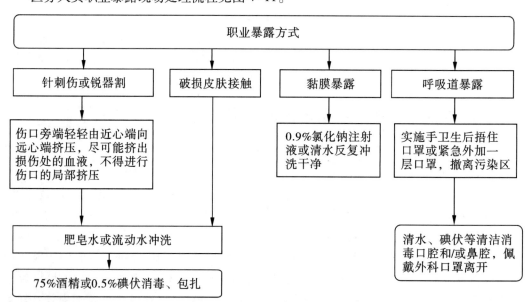

图4-11 医务人员职业暴露现场处理流程

四、医务人员职业暴露监测

根据世界卫生组织报告,在全球 3500 万卫生工作者中,每年约有 300 万人接触血源性病原体,其中 200 万人接触乙肝病毒,90 万人接触丙肝病毒,17 万人接触人类免疫缺陷病毒。90% 以上的感染都发生在发展中国家,这些暴露可能会导致 15 000 例丙肝、70 000 例乙肝和 500 例获得性免疫缺陷综合征(艾滋病)。因患者的传染信息采集困难或病情复杂多变,医务人员职业暴露可能存在隐匿性或延迟性,为避免医务人员感染,职业暴露的监测(正确处理、上报及追踪)显得尤为重要。

(一)监测对象

发生职业暴露的医务人员,除临床、医技科室医务人员外,保洁、学生、行政管理人员等也纳为监测对象。

(二)监测方法

医疗机构应建立医务人员职业暴露登记报告制度,凡在工作中发生职业暴露者,应在现场正确处理后尽快与本机构的职业暴露主管部门报告职业暴露发生经过,并获得暴露危险程度评估和进一步预防处理的指导。职业暴露主管部门需对职业暴露者提供咨询、指导及后续追踪随访,还需对职业暴露的报告资料进行收集、提取、整合、分析,并定期将分析情况对全院医务人员进行反馈。

目前,医务人员职业暴露发生率高而报告率低是普遍存在的问题,医务人员不知晓如何报告,或因报告流程烦琐而不愿意报告。职业暴露监测需要追踪、提醒、告知等多个环节,并且职业暴露后的追踪时间长达半年,需要耗费大量人力,从而导致目前各医院职业暴露监测普通重视暴露后的现场处理,而忽视追踪随访的问题。

(三)监测内容

职业暴露的监测包括根据暴露源、被暴露人员暴露情况、暴露的过程及暴露时的职业防护状况、现场处理情况等评估医务人员的暴露程度,具体评估流程见图 4-12。HIV 暴露源的严重程度分为轻度、重度和不明,具体评估流程见图 4-13。

当医务人员的非完整皮肤黏膜接触了经血液传播疾病感染患者的血液、体液时,应填写《职业暴露个案登记表》(表 4-2),接触艾滋病患者或携带者的血液、体液者还应填写《艾滋病职业暴露个案登记表》(表 4-3)。

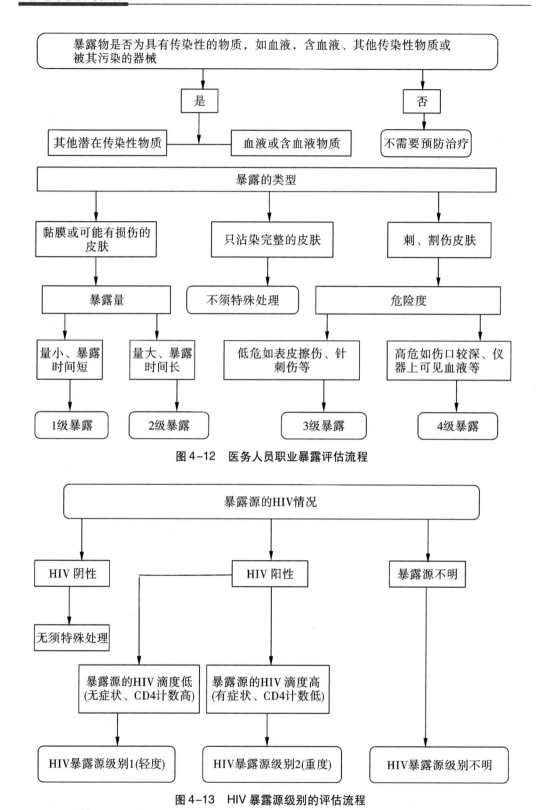

图 4-12 医务人员职业暴露评估流程

图 4-13 HIV 暴露源级别的评估流程

表 4-2　职业暴露个案登记表

一、职业暴露者的基本情况				
姓名：	性别：	年龄：	工龄：	职称/职务：
所在科室：		发生时间：		发生地点：
科室电话：		手机：		QQ 或其他联系方式：
接种乙型肝炎疫苗:是/否/不详		近一年 HBsAb≥10 mU/mL 是/否/不详		

二、暴露源(患者)情况

姓名：		病床：	住院号：	送检时间：
抗 HIV：	HBsAg：		抗 HCV：	梅毒抗体：
狂犬病患者/动物		HIV 危险因素:静脉吸毒/血友病/相关性行为		

三、暴露情况

1. 暴露类型

(1)锐器伤

锐器类型:针/刀片/玻璃/剃须刀/外科器械/剪刀/其他	清洁/污染

关联操作:针帽回套/收集废物/处理治疗盘/处理注射器针头/其他

伤害情况:针刺伤/锐器切割伤/其他

(2)黏膜接触

接触物质:血/尿/便/羊水/脑脊液/胸腔积液/腹水/其他

接触部位:鼻/口腔/眼/肛门/其他

接触职业:从事何种职业活动

(3)其他:表皮擦伤/抓咬伤/其他

2. 暴露部位：

3. 暴露程度：	伤口长度：　　cm	伤口深度:表皮/真皮/肌层/出血/其他
	暴露面积：　　cm²	暴露时间长短：　　min/s

4. 保护措施:手套/口罩/保护性眼罩/面罩/隔离(防护)衣/其他

四、暴露后的处理情况

暴露级别评估:1 级/2 级/3 级	HIV 暴露源级别评估:轻度/重度/不明
局部清洗消毒:有/无	伤口缝合:有/无

预防用药:破伤风抗毒素/HBIG/HB 疫苗/HIV 预防用药/梅毒预防用药/狂犬病疫苗/狂犬病被动免疫制剂/其他

后续处理:休假/复诊/追踪观察/其他

五、暴露后的血清学追踪检测

抗 HIV	当天:	4 周：	8 周：	12 周：	6 个月：
HBsAg	当天：	3 个月：	6 个月：		
抗 HCV	当天：	3 周：	3 个月：	6 个月：	
梅毒抗体	当天：	6 周：	10 周：		

其他相关检查：			
职业暴露者：	科室或部门负责人：		感控部门：
填报时间：	填报时间：		收报时间：

注:HBsAb,乙型肝炎表面抗体;HBsAg,乙型肝炎表面抗原;HCV,丙型肝炎病毒;HBIG,HBV 免疫球蛋白;HB,乙肝疫苗。

表 4-3 艾滋病职业暴露个案登记表

一、基本情况								
编号		性别		年龄/工龄			职业	
工作单位								
发生时间				发生地点				
暴露时从事何种防治活动								
是否接受过艾滋病安全操作培训：是□否□								

二、暴露方式

（一）接触暴露		
1.皮肤无破损□有破损□		2.黏膜□
3.接触部位		4.接触面积　　　　cm²
5.暴露量和时间　量小时间短□		量大时间长□
6.污染物来源　（1）血液□	（2）何种体液：	（3）其他：

（二）针刺或锐器割伤		
1.何种器械　（1）空心针□	（2）实心针□	（3）其他器械：
2.损伤程度、危险度　表皮擦伤、针刺、低危□		伤口较深、器皿上可见血液、高危□
3.污染物来源　（1）血液□	（2）含血、体液：	（3）其他：

（三）其他方式		
致伤方式　抓伤□咬伤□其他		破损、出血：有□无□

三、暴露源严重程度

（一）实验室标本	1.血液□	2.何种体液：	
	3.其他：	4.病毒含量：滴度低□滴度高□	
	5.其他情况：		
（二）来源于患者	患者编号	性别	年龄	确诊时间

（二）来源于患者	患者编号		性别		年龄		确诊时间	
	患者病情	无症状 HIV 感染者□		有症状，但不同于艾滋病□		艾滋病期□		
	病毒载量			CD4 细胞计数				

备注：

四、暴露后紧急处理

（一）皮肤	1.清水冲洗□		2.是否用肥皂：是□否□
	3.是否挤出损伤处血液：是□否□		4.消毒药物
	5.冲洗时间：　　min		
（二）黏膜	1.0.9% 氯化钠注射液□		2.清水□
	3.其他液体：		4.冲洗时间：　　min

备注：

续表 4-3

五、评估			
(一)暴露级别	(1)1 级暴露□	(2)2 级暴露□	(3)3 级暴露□
(二)暴露源头严重程度	(1)轻度□	(2)重度□	(3)不明□

评估人：

六、暴露后预防性治疗方案

1. 是否需要预防性用药:是□ 否□

2. 用何种药物及用量	(1)
	(2)
	(3)

3. 开始用药时间		4. 停止用药时间	

5. 因毒副作用、修改治疗方案

6. 不良反应

7. 肝功能检查

8. 肾功能检查

七、症状

暴露后 4 周内是否出现急性 HIV 感染症状:是□ 否□

何种症状		持续时间	

备注:

八、HIV 血清学检查

	项目	日期	结果	项目	日期	结果
暴露当天						
4 周						
8 周						
12 周						
6 个月						

备注:

九、结论

1. 暴露后未感染 HIV□	2. 暴露后感染 HIV□

备注:

填表单位：　　　　　　　填表人：

审核人：　　　　　　　　填表时间：

联系电话：

💧【思考题】

1. 医务人员职业暴露定义是什么?
2. 医务人员发生锐器伤后的现场处理措施是什么?
3. 医务人员发生黏膜暴露后的现场处理措施是什么?

第三节　临床感染高风险操作技能详解

本节PPT

💧【学习目标】

1. 掌握腹腔穿刺、经皮颈内静脉穿刺置管术、换药等操作规程中的感控要点。
2. 熟悉静脉输液等操作规程中的感控要点。

临床感染高风险操作主要是指侵入性操作,即医务人员操作医疗器材使其进入患者身体组织或器官,治疗疾病的方法。临床常用的侵入性操作包括静脉输液、腹腔穿刺、颈内穿刺等,均需破坏皮肤屏障,若医务人员在操作过程中无菌操作未落实到位,造成患者发生医院感染的风险较高。

一、临床感染高风险操作规程

(一)静脉输液操作规程

静脉输液是将大量无菌溶液或药物直接输入静脉的治疗方法。有外周静脉、中心静脉、经外周静脉置入中心静脉导管、输液港输液等多种静脉输液方法,外周静脉输液是临床最常用的静脉输液和无菌操作之一。随着医学技术的发展,除了护士需掌握该技术外,麻醉、放射等医师、医技人员也需要掌握该技术。无菌操作不规范,不仅容易引起患者血液感染,亦会导致严重的交叉感染,甚至危及患者生命。故须严格按规范执行操作。

1. 操作前准备
(1)操作人员准备:规范进行手卫生,戴口罩。
(2)用物准备:治疗车、治疗盘(治疗巾)、无菌棉签、一次性输液器、输液针头或外周静脉留置针、输液胶贴,皮肤消毒液、止血带、输液巡视卡、医嘱标签、弯盘、PDA、垫巾、手消毒液、利器盒、污物桶,必要时备夹板、绷带,按医嘱备药品和液体。
(3)核对输液巡视卡与医嘱标签,检查液体及药品名称、浓度、剂量、用法、有效期,无沉淀、混浊、絮状物及微粒,瓶口无松动,瓶身、瓶底无裂缝及渗漏,瓶底挂钩牢固。
(4)医嘱标签倒贴于输液瓶上,开启密封瓶盖,常规消毒2遍,待干,检查并插入输液器。
(5)用物摆放便于操作,并符合无菌操作技术原则。

2. 操作规程

（1）携带物品至床旁,确定患者身份,并与输液巡视单核对一致。

（2）评估患者年龄、病情、意识状态、合作程度及肢体活动度。询问用药史及药物过敏史,解释药物名称、作用及注意事项,询问需求并协助解决。

（3）协助患者取舒适卧位,穿刺部位下铺垫巾,扎止血带,根据药物性质及治疗方案选择血管,评估皮肤及血管情况,松止血带。

（4）检查输液架牢固,手卫生。

（5）再次核对输液瓶签,核对确认。液体挂于输液架上,一次性排净输液管内空气,调节器阻断液体,备输液贴。

（6）扎止血带(穿刺点上方6～8 cm处),以穿刺点为中心消毒皮肤2遍,范围>5 cm(留置针穿刺消毒直径8 cm×8 cm),待干。

（7）再次检查输液管下端,确认无气泡后取下护针帽,排出少许液体。

（8）嘱患者握拳,操作者一只手绷紧皮肤,头皮针与皮肤呈15°～30°进针,见回血后再进针少许。

（9）松止血带和调节器,嘱患者松拳,观察点滴通畅后,输液贴固定针柄、针梗、输液管。

（10）根据药物性质和病情调节滴速(一般成人40～60滴/min,儿童20～40滴/min),再次核对,填写输液巡视卡,挂于输液架上。

（11）检查输液管内无气泡,观察穿刺部位无肿胀、渗漏。协助患者取舒适卧位,整理床单位,交代注意事项。

（12）整理用物,规范手卫生。

3. 操作相关事宜

（1）严格执行无菌操作和消毒常规。一次性物品一人一用一换。

（2）需多次静脉输液时,合理选择静脉,注意血管保护。

（3）连续输液超过24 h的患者,需每24 h更换1次输液器。

（4）使用留置针时,注意输液结束后正压封管,如有堵塞回抽血液或更换留置针。三通接头有血液时及时更换,封管时严格无菌操作。使用留置针时,接头用酒精棉片(球)包裹接头摩擦消毒15 s。

（二）腹腔穿刺术操作规程

腹腔穿刺术是由具备相应资质的临床医师应用穿刺针直接穿透腹壁进入腹膜腔抽取腹水,用以协助诊断和治疗疾病的一项有创操作技术。腹腔穿刺可根据穿刺目的分为诊断性腹腔穿刺与治疗性腹腔穿刺。诊断性腹腔穿刺常用来判断腹水性质,如对于腹部外伤患者,可根据穿刺液的性质来判断是否合并腹腔内出血或空腔脏器损伤;通过对腹水的检测可区分是渗出液还是漏出液,帮助明确腹水形成的病因;检测腹水中的肿瘤标志物或癌细胞则有助于判定肿瘤转移等。治疗性腹腔穿刺常用于大量腹水患者,以减轻腹水引发的呼吸困难、腹压增高,此种情况多需放置引流管;此外还可通过穿刺针或引流管向腹膜腔反复注射药物,以达到相应治疗目的。

1. 操作前准备

(1)操作人员准备:戴帽子、口罩,规范手卫生。

(2)物品准备:腹腔穿刺包,无菌手套,5 mL、20 mL 或 50 mL 注射器,麻醉用药,无菌纱布,消毒用品(安尔碘、棉签),胶布,肾上腺素,血压计,听诊器,记号笔,腹带,卷尺。检查物品是否在有效期内,包装是否完好。

(3)告知患者检查的必要性和注意事项(操作过程中保持体位,如有头晕、心悸、气促等不适及时告知),知情同意并签字,术前凝血功能、血常规有无异常,询问麻药过敏史。

(4)生命体征(脉搏、血压)是否平稳,排除禁忌,评估穿刺部位皮肤情况。

2. 操作规程

(1)体位:平卧位、半卧位或稍左侧卧位。大量放液时测腹围。

(2)穿刺点选择并标记:腹部体格检查视、触、叩诊,核对超声、腹部 CT 等确定穿刺部位:脐与髂前上棘连线中、外 1/3 交点;脐与耻骨联合连线中点上方 1 cm,偏左、偏右 1.5 cm 处;(侧卧位)在脐水平线与腋前线或腋中线之延长线相交处。少量腹水需在超声定位下穿刺,准确判断穿刺点及标记。

(3)消毒穿刺部位:以穿刺点为圆心,由内向外:范围≥15 cm;消毒 3 次,螺旋消毒,不留空隙,每次范围小于前 1 次,最后范围大于孔巾直径。

(4)取腹腔穿刺包,检查有效期。

(5)打开穿刺包外层,戴无菌手套和打开穿刺包内层,确认灭菌标识及有效期。

(6)清点穿刺包物品,铺洞巾,检查穿刺针,注意针尖有无毛刺,胶管是否通畅。

(7)核对和抽取麻药。

(8)再次核对患者信息,于穿刺点注射一个皮丘,沿穿刺点垂直进针,缓慢刺入,逐层浸润推药,注意回抽无血液,边回抽边注药,询问患者感受。

(9)若抽到腹水则停止注药。

(10)取穿刺针,止血钳夹闭穿刺针胶皮管,固定穿刺部位的皮肤。

(11)沿穿刺点采取迷路法进针,有突破感后停止进针。

(12)助手用止血钳协助固定穿刺针,先连接注射器,后打开夹闭胶管血管钳,进行抽液,抽液完毕,先夹闭针尾胶管,后去除注射器。

(13)每次抽液量不超过 3000~6000 mL,肝硬化患者第一次不超过 3000 mL,若大量放腹水则抽取同时缩紧腹带,若为血性液体则只抽取少量留取标本不得大量放液。

(14)助手配合抽液(及时夹闭胶管),留置腹水标本送检:常规、生化、脱落细胞。

(15)夹闭胶管,拔出穿刺针,用纱布按压 3 min。

(16)消毒穿刺点,敷料覆盖,胶布横向固定。

(17)操作完成后为患者整理衣物,脱手套,规范手卫生。

3. 操作相关事宜

(1)操作过程应注意观察患者生命体征,如有头晕、面色苍白、出汗、心悸、胸部压迫或剧痛、晕厥等腹膜反应,应立即停止抽液,操作过程中询问患者的感受。

(2)术后嘱患者卧位休息 2~4 h,复测腹围。

(3)术后复测生命体征,观察穿刺点有无出血及继发感染等,嘱患者保持敷料整洁干燥。

(三)经皮颈内静脉穿刺置管术操作规程

经皮颈内静脉穿刺置管术是指由具备相应资质的临床医师经皮肤穿刺颈内静脉并安置导管到达上腔静脉的一项有创操作技术。它不仅可以提供治疗所需的快速补液通路,而且可以通过监测中心静脉压力来评估心脏功能状态并指导补液。主要适用于:严重创伤、烧伤、休克、大量失血等情况的急危重症患者;施行复杂的、预计术中有大量体液或血液丢失的大手术患者;需长期静脉营养或大量补液的患者;暂时行血液透析的患者;建立外周静脉通路困难的患者等。

置入的导管主要有单腔、双腔和三腔导管,穿刺入路可根据穿刺点与胸锁乳突肌的关系分为前路、后路及中央入路。本部分将以最常用的中央入路单腔导管置入术为例描述其具体操作过程。

1. 操作前准备

(1)签署知情同意书:了解并熟悉患者的病情,与患者或家属讲明穿刺的必要性及可能发生的风险和意外,取得患者及家属的理解和同意,并由患者或患者授权的家属签署知情同意书。

(2)环境准备:于常规清洁消毒卫生工作结束后进行。对于免疫力极其低下患者,操作前宜进行空气消毒。

(3)操作人员准备:佩戴帽子、口罩,规范进行手卫生。

(4)物品准备:包括用物准备和无菌物品准备。

所需用物:治疗车,一次性无菌中心静脉导管穿刺包(内含单腔中心静脉导管、穿刺针、导丝、扩张器、肝素帽、5 mL 无菌注射器、消毒刷、无菌孔巾、带线缝合针、粘贴伤口敷料等),2% 利多卡因 1 支,0.9% 氯化钠注射液 100 mL,50 mL 一次性无菌注射器 1 支,皮肤消毒液(碘伏或复方氯己定),无菌衣等。

无菌物品检查:检查无菌物品有效期及灭菌方法,观察化学指示物变色符合要求(高压蒸汽灭菌包外指示带为黑色指示条,包内指示卡为黑色,塑封包装外指示条为黑色;环氧乙烷灭菌包内指示卡为褐色,塑封包装外指示条为黄色),如无菌物品有破损、潮湿、明显污迹,不得使用。纸塑包装如有漏气、破损,不得使用。

2. 操作规程

(1)体位:患者取仰卧头低位,面部转向对侧45°~60°使颈部延伸。

(2)穿无菌衣戴灭菌手套:术者遵循无菌原则穿无菌衣,戴灭菌手套。

(3)器材及药品准备:术者立于患者穿刺侧,助手协助在治疗车上打开一次性中心静脉导管穿刺包,术者检查穿刺包内相应物品是否齐全。并在助手协助下用 50 mL 注射器抽取 0.9% 氯化钠注射液备用,用 5 mL 注射器抽取 2% 利多卡因并用等量 0.9% 氯化钠注射液稀释备用,在托盘分隔中倒入皮肤消毒液。依次用 0.9% 氯化钠注射液冲洗穿刺针、扩张器及单腔中心静脉导管。将穿刺针连接好注射器,并预抽一定量 0.9% 氯化钠注射液,排气后备用。

(4)消毒铺巾:用消毒刷蘸取托盘分隔中的皮肤消毒液,以穿刺点为中心做涂擦,并逐步扩大消毒范围,至少包括穿刺点周围 15 cm 皮肤。每次涂擦可适当重叠、避免遗漏,涂擦过外围的消毒刷不许再返回中央区域,共消毒3遍,每遍均更换消毒刷,每遍消毒范围较前次略缩小。消毒完毕后铺无菌孔巾(最大无菌屏障)。

(5)局部麻醉及试穿:取右侧胸锁乳突肌三角的顶端作为穿刺点,先用已抽取利多卡因的5 mL注射器在选好的穿刺点处注射少量利多卡因形成皮丘。然后针头斜面一般朝向前方(斜面向上),试穿针针尖指向同侧乳头方向,与皮肤呈30°~45°经动脉搏动的外侧向深部进针。进针过程中保持注射器轻度负压,每推进5 mm,如观察注射器无血液吸出,可注射少量麻醉药物,如观察到注射器内回抽到暗红色血液,表明穿刺针已成功进入静脉,此时可拔除试穿针(需记住穿刺成功时进针的角度、方向与深度),也可以不拔除试穿针,仅移除注射器,保留试穿针作为导引针。若进针超过3 cm没有穿刺到静脉,确认回抽无回血,可将穿刺针保持负压缓慢退回到皮下(如果穿刺同时刺破了静脉前后壁,则在退针的过程中会出现回血),扇形改变进针方向后再行穿刺,直至穿刺到静脉(刺入的针切勿侧向移动,防止划破血管,也不要在同一部位反复穿刺,易形成局部血肿)。

(6)穿刺:取准备好的穿刺针,穿刺针与试穿针穿刺成功的路径相同,边进针边回抽,有突破感后如见暗红色回血,说明针尖已进入静脉内。

(7)进导丝:保持穿刺针固定,经穿刺套管针推入导丝(穿刺针斜面方向及导丝J尖端方向一致可有利于导丝置入),导丝应平滑、轻松、无阻力地穿过穿刺针,导丝进入15~20 cm后,拔除穿刺针,将导丝留置在血管腔内。

(8)扩皮:用刀片在进针部位做一个3 mm皮肤穿刺切口,沿导丝置入扩张器,以稳定的旋转动作沿导丝推进扩张器,扩张皮肤和筋膜导管通道后(扩张器只需推进至预期的颈静脉深度,而不是全长推入),撤出扩张器,保持导丝位置在血管内。在插入导管前,对出口部位以纱布按压止血。

(9)置管:将已预充0.9%氯化钠注射液的导管沿导丝插入颈内静脉,右侧导管一般插入深度为16~18 cm,导管进入后即拔除导丝,用手指封堵导管口防止出血,另一只手取一注射器连接导管并回抽,回血通畅说明置管成功。用适量0.9%氯化钠注射液冲洗导管后夹闭静脉夹,连接肝素帽。

(10)固定:将导管颈部(靠近穿刺点)的硅胶翼与皮肤缝合固定,贴膜覆盖包扎。

(11)污物处理:操作结束后医疗废物分类处置。

(12)脱手套后规范手卫生,处理清洁用物。

(13)操作结束后清洁消毒治疗车,如床单元周围及环境可能被污染时予以清洁消毒;如床单元被污染,嘱护士予以更换或消毒。

3.操作相关事宜

(1)操作完毕应标注穿刺时间,穿刺位点覆盖敷料,定期更换穿刺点敷料,或敷料出现潮湿、松动、可见污染时应当及时更换。

(2)确定导管位置,可采取胸片、超声、透视或经食管超声心动图检查。其中,胸片和透视为最常用的方法。

(3)每日输液时注意观察导管固定线有无断裂,导管有无脱出,穿刺周围有无渗液或皮肤肿胀,如发现问题应及时处理。

(4)如怀疑患者发生导管相关感染时,建议综合评估决定是否需要拔管。

（5）有条件的情况下本操作推荐在超声引导下进行。

（四）外科手术后换药操作规程

外科换药是常用的外科操作,通过换药可以及时观察术后切口情况,及时清除分泌物、伤口异物、坏死组织,达到促进组织生长和伤口愈合的目的。但不规范的操作,会导致切口/伤口感染甚至交叉感染,故需引起重视。以下就外科手术后换药操作规程进行讲述。

1.操作前准备

（1）操作人员准备:戴口罩、帽子,规范进行手卫生。

（2）物品准备:治疗车上层,脱脂棉球、外敷料、胶布、引流物、绷带、棉垫等;治疗盘、污物盘、无菌换药包、线剪、平镊、止血钳、刀片等;消毒剂、0.9%氯化钠注射液、双氧水。治疗车下层,锐器盒、生活垃圾桶、医疗废物桶。

（3）核实患者姓名,复核病例。

（4）向患者交代换药的必要性及操作的流程,缓解其紧张情绪。

（5）选择清洁或无菌的操作环境,注意保护患者隐私。

2.操作规程

（1）患者体位:根据伤口的部位选择舒适并能使伤口完全暴露的体位。

（2）敷料的摘取:核对日期、密闭性,打开换药包,向换药包内钳夹消毒棉球;用手揭去外层敷料后,再次评估伤口。手卫生后用无菌换药包中的一把镊子摘除内层敷料。

（3）切口消毒:用未接触过内层敷料的无菌镊子夹持消毒剂棉球,然后传递给揭开内层敷料的镊子,以伤口为中心由内向外螺旋形消毒周围皮肤至少两次,消毒范围大于等于切口周围5 cm,每次消毒后均需待干,再进行后续操作。若为感染切口,则消毒方向应由外向内。一只镊子或血管钳直接用于接触伤口,另一镊子或血管钳专用于传递换药碗中物品,其中相对无菌镊子始终位于接触伤口镊子上方,两把镊子交接物品时不得互相接触且镊子尖部始终向下。

（4）切口处理:查看伤口,如伤口干燥无红肿,引流通畅,患者无发热不适,消毒后覆盖无菌外敷料即可;如伤口红肿疼痛,局部出现化脓征象,应当撑开伤口,探明病变,放置引流。

（5）覆盖无菌外敷料:外敷料大小,至少覆盖伤口边缘以外3~5 cm;外敷料层数,通常6~8层,可根据伤口分泌物多少增减层数;外敷料光面,朝向伤口和敷料外表面,以胶布固定外敷料,超出敷料的胶布长度应大于敷料总宽度的三分之一,间距3~5 cm,必要时加用棉垫,绷带包扎固定。

（6）脱下手套放入医疗废物桶,手卫生。

二、临床常用操作技能的感染防控要点

（1）严格执行无菌操作规程,一次性物品一人一用一更换。

（2）对于各类物品的外包装,打开后未被污染的,按生活垃圾处置;若被患者血液、体液污染,则按医疗废物处置。

（3）使用过的帽子、口罩、手套等按医疗废物处理。

（4）特殊感染的病原体按规定严格施行隔离处理。

（5）无菌物品在有效期内使用，严禁将在患者处打开的无菌物品及被污染的无菌物品放回无菌物品存放处。

（6）治疗车上层为清洁区，下层为污染区。清洁物品与污染物品分区放置，不得混放，锐器及时放入利器盒，避免二级分拣处理污物时发生锐器伤。

（7）戴无菌手套操作时，严格区分无菌部位与非无菌部位，无菌手套一旦接触非无菌部位，即视为被污染，不得再触及无菌部位或物品。

【思考题】

1.简述腹腔穿刺、经皮颈内静脉穿刺置管术、换药等操作的感控要点。

2.简述静脉输液的感控要点。

第四节　医疗废物管理

本节PPT

【学习目标】

1.掌握医疗废物的概念及医疗废物的分类要求。

2.熟悉医疗废物交接与暂存的基本要求。

3.了解医疗废物管理相关法律法规。

医疗废物是医院内产生的废弃物之一，可能携带感染性病原体，属于危险物品，若任意丢弃或管理疏忽而扩散到环境中，会污染环境，危害人类健康。为加强医疗废物管理，防止感染性疾病传播，中华人民共和国国务院 2003 年 6 月 4 日第十次常务会议通过并颁布了《医疗废物管理条例》，此后，国家卫生健康委员会和生态环境部相继出台了系列文件，标志着我国医疗废物步入法治化管理。

一、概念

医疗废物是指医疗卫生机构在医疗、预防、保健等医疗保健活动中产生的具有直接或者间接感染性、毒性及其他危害性的废物，如废弃的医疗用品、敷料、检验标本、病理标本、化验器材和培养基、诊断用品、实验动物尸体、组织器官和排泄物等。

按照医疗废物的特性、危害性、材质及处置方法分为五大类。

1.感染性废物　携带病原微生物具有引发感染性疾病传播危险的医疗废物。

2.损伤性废物　能够刺伤或者割伤人体的废弃的医用锐器。

3.病理性废物　诊疗过程中产生的人体废弃物和医学实验动物尸体等。

4.药物性废物　过期、淘汰、变质或者被污染的废弃的药。

5.化学性废物　具有毒性、腐蚀性、易燃易爆性的废弃的化学物品。

二、医疗废物管理相关法律法规

医疗废物管理涉及医疗废物的分类、运送、暂存及交接转运诸多环节。为了规范医疗废物管理,我国制定了多项法律法规,是依法管理医疗废物的法律依据和医疗废物管理有序进行的法律保障。

依法管理是医疗废物管理的基本原则,我国直接涉及医疗废物管理的法律主要有《中华人民共和国固体废物污染环境防治法》和《中华人民共和国传染病防治法》,从法律层面对医疗废物管理作出规定。直接涉及医疗废物管理的法规主要有《医疗废物管理条例》,由国务院颁布,对医疗机构和医疗废物集中处置机构的医疗废物管理作出具体规定和要求。涉及医疗废物管理的部门规章主要有原卫生部颁布的《医疗卫生机构医疗废物管理办法》,对医疗机构废物管理作出了更详细的要求;原国家环保总局颁布的《医疗废物集中处置技术规范》,对医疗机构集中处置机构的医疗废物管理和处置作出更详细的要求;由原国家环保总局和原卫生部联合发布《医疗废物管理行政处罚办法》,规定违反医疗废物管理法律法规时应当受到处罚。还有一些涉及医疗废物管理的标准、通知,如《医疗废物专用包装袋、容器和警示标志标准》《医疗废物转运车技术要求(试行)》等。此外,《医院感染管理办法》也对医疗机构医疗废物作出相应规定。

三、医疗废物管理的总体原则

(一)总体原则

1. 全流程管理　医疗废物从产生、分类、收集,到运转、储存、处置的整个流程应处于严格的监管之下。

2. 职责明确　医疗卫生机构作为医疗废物的产生单位,负责医疗废物产生后的分类收集、包装、转运、暂存的管理。医疗废物集中处置单位负责从医疗废物产生单位收集转运到医疗废物集中处置地的存储和处置的管理,其他任何单位和个人不得从事上述活动,减少中间管理环节和医疗废物流失的可能,有利于监控管理,责任明确。

3. 集中处置　医疗废物属于对人体健康和生态环境具有较大危害的危险废物,关系人民群众身体健康和环境安全,做好医疗废物管理工作,认真贯彻落实《中华人民共和国传染病防治法》《中华人民共和国固体废物污染环境防治法》《医疗废物管理条例》和《危险废物经营许可证管理办法》等法律法规要求,规范医疗废物分类收集、储存、转运和处置的全过程管理,医疗机构应当将医疗废物交由持有危险废物经营许可证的医疗废物集中处置单位处置,建立交接登记制度。《医疗废物管理条例》中明确要求各地区应当利用和改造现有固体废物处置设施和其他设施,对医疗废物集中处置室能达到基本的环境保护和卫生要求,尚无集中处置设施或者处置能力不足的城市,自条例施行之日起,市级以上城市应当在 1 年内建成医疗废物集中处置设施,县级市应当在 2 年内建成医疗废物集中处置设施,在尚未建成医疗废物集中处置设施期间,有关地方人民政府应当组织制订符合环境保护和卫生要求的医疗废物过渡性处置方案,确定医疗废物收集、运送、处置方式和处置单位。

（二）应急处置

医疗机构发生医疗废物流失、泄漏、扩散等意外事故,应及时采取以下紧急处理措施。

（1）确定流失、泄露、扩散的医疗废物的类别、数量、发生时间、影响范围及严重程度。

（2）组织有关人员尽快按照医疗废物处理应急预案,对发生医疗废物流失、泄露、扩散的现场进行处理。

（3）工作人员按照职业防护要求规范着装,方可进行泄露、扩散的医疗废物及被污染区域的处理工作。

（4）对医疗废物污染的区域进行处理时,应当尽量减少对患者、工作人员、其他现场人员及环境的影响。

（5）采取适当的安全处置措施,对泄露医疗废物及受污染的区域、物品进行消毒或者其他无害化处置,必要时封锁污染区域,防止扩大污染。

（6）对感染性废物污染区域进行消毒时,消毒工作应当从污染最轻区域向污染重区域进行,对有可能被污染的所有使用过的工具亦应当进行消毒处理。

（7）处理工作结束后,医疗机构应当对事件的起因进行调查,并采取有效的防范措施预防类似事情发生。

（8）医疗卫生机构在48 h内向上级主管部门和卫生行政部门报告。

四、医疗废物处置方法

（一）医疗废物分类

为进一步规范医疗废物管理,促进医疗废物科学分类、科学处置,国家卫生健康委员会和生态环境部组织发布了《医疗废物分类目录》(2021年版),具体分类见表4-4。

表4-4　医疗废物分类目录

类别	特征	常见组分或废物名称	收集方式
感染性废物	携带病原微生物具有引发感染性疾病传播危险的医疗废物	1. 被患者血液、体液、排泄物等污染的除锐器以外的废物 2. 使用后废弃的一次性使用医疗器械,如注射器、输液器、透析器等 3. 病原微生物实验室废弃的病原体培养基、标本,菌种和毒种保存液及其容器;其他实验室及科室废弃的血液、血清、分泌物等标本和容器 4. 隔离传染病患者或者疑似传染病患者产生的废弃物	1. 收集于符合《医疗废物专用包装袋、容器和警示标志标准》(HJ 421—2008)的医疗废物包装袋中 2. 病原微生物实验室废弃的病原体培养基、标本,菌种和毒种保存液及其容器,应在产生地点进行压力蒸汽灭菌或者使用其他方式消毒,然后按感染性废物收集处理; 3. 隔离传染病患者或者疑似传染病患者产生的医疗废物应当使用双层医疗废物包装袋盛装

续表 4-4

类别	特征	常见组分或废物名称	收集方式
损伤性废物	能够刺伤或者割伤人体的废弃的医用锐器	1. 废弃的金属类锐器,如针头、缝合针、针灸针、探针、穿刺针、解剖刀、手术刀、手术锯、备皮刀、钢钉和导丝等 2. 废弃的玻璃类锐器,如盖玻片、载玻片、玻璃安瓿等 3. 废弃的其他材质类锐器	1. 收集于符合《医疗废物专用包装袋、容器和警示标志标准》(HJ 421—2008)的利器盒中 2. 利器盒达到 3/4 满时,应当封闭严密,按流程运送、储存
病理性废物	诊疗过程中产生的人体废弃物和医学实验动物尸体等	1. 手术及其他医学服务过程中产生的废弃的人体组织、器官 2. 病理切片后废弃的人体组织、病理蜡块 3. 废弃的医学实验动物的组织和尸体 4. 16 周胎龄以下或重量不足 500 g 的胚胎组织等 5. 确诊、疑似传染病或携带传染病病原体的产妇的胎盘	1. 收集于符合《医疗废物专用包装袋、容器和警示标志标准》(HJ 421—2008)的医疗废物包装袋中 2. 确诊、疑似传染病产妇或携带传染病病原体产妇的胎盘应使用双层医疗废物包装袋盛装 3. 可进行防腐或者低温保存
药物性废物	过期、淘汰、变质或者被污染的废弃的药物	1. 废弃的一般性药物 2. 废弃的细胞毒性药物和遗传毒性药物 3. 废弃的疫苗及血液制品	1. 少量的药物性废物可以并入感染性废物中,但应在标签中注明 2. 批量废弃的药物性废物,收集后应交由具备相应资质的医疗废物处置单位或者危险废物处置单位等进行处置
化学性废物	具有毒性、腐蚀性、易燃性、反应性的废弃的化学物品	列入《国家危险废物名录》中的废弃危险化学品,如甲醛、二甲苯等;非特定行业来源的危险废物,如含汞血压计、含汞体温计,废弃的牙科汞合金材料及其残余物等	1. 收集于容器中,粘贴标签并注明主要成分 2. 收集后应交由具备相应资质的医疗废物处置单位或者危险废物处置单位等进行处置

说明:因以下废弃物不属于医疗废物,故未列入此表中。如:非传染病区使用或者未用于传染病患者、疑似传染病患者以及采取隔离措施的其他患者的输液瓶(袋),盛装消毒剂、透析液的空容器,一次性医用外包装物,废弃的中草药与中草药煎制后的残渣,盛装药物的药杯,尿杯,纸巾、湿巾、尿不湿、卫生巾、护理垫等一次性卫生用品,医用织物以及使用后的大、小便器等。居民日常生活中废弃的一次性口罩不属于医疗废物。

医疗废物豁免管理清单中的医疗废物,在满足相应的条件时,可以在其所列的环节按照豁免内容规定实行豁免管理。见表 4-5。

表4-5 医疗废物豁免管理清单

序号	名称	豁免环节	豁免条件	豁免内容
1	密封药瓶、安瓿瓶等玻璃药瓶	收集	盛装容器应满足防渗漏、防刺破要求,并有医疗废物标志或者外加一层医疗废物包装袋。标签为损伤性废物,并注明:密封药瓶或者安瓿瓶	可不使用利器盒收集
2	导丝	收集	盛装容器应满足防渗漏、防刺破要求,并有医疗废物标志或者外加一层医疗废物包装袋。标签为损伤性废物,并注明:导丝	可不使用利器盒收集
3	棉签、棉球、输液贴	全部环节	患者自行用于按压止血而未收集于医疗废物容器中的棉签、棉球、输液贴	全过程不按照医疗废物管理
4	感染性废物、损伤性废物以及相关技术可处理的病理性废物	运输、储存、处置	按照相关处理标准规范,采用高温蒸汽、微波、化学消毒、高温干热或者其他方式消毒处理后,在满足相关入厂(场)要求的前提下,运输至生活垃圾焚烧厂或生活垃圾填埋场等处置	运输、储存、处置过程不按照医疗废物管理

注:(1)废弃的麻醉、精神、放射性、毒性等药品及其相关废物的分类与处置,按照国家其他有关法律、法规、标准和规定执行。

(2)患者截肢的肢体以及引产的死亡胎儿,纳入殡葬管理。

(3)药物性废物和化学性废物可分别按照《国家危险废物名录》中HW03类和HW49类进行处置。

(二)医疗废物收集

根据医疗废物的类别,将医疗废物分置于符合《医疗废物专用包装袋、容器和警示标志标准》要求的包装物或者容器内,同种处置方法的医疗废物弃置于同一种包装容器内,以减少包装容器的使用。

(1)医疗废物装放量达到包装袋或者容器的3/4满时,应当使用有效的封口方式(医疗废物专用包装袋实施鹅颈式封扎),使包装袋或者容器的封口紧实、严密,见图4-14。

(2)包装袋或者容器的外表被感染性废物污染时,应该对污染处进行消毒处理或者增加一层包装。

(3)盛装医疗废物的每个包装袋、容器外表面应当有警示标志;在每个包装袋、容器上应当有中文标签,标签内容应当包括:医疗废物产生科室(部门)、产生日期、类别及需要的特别说明。

(4)隔离的传染病患者或疑似传染病患者产生的医疗废物使用双层包装物,并及时封闭。

(5)医疗废物中病原体的培养基、标本和菌种、毒种保存液的高危险性废物,应首先在产生地进行压力蒸汽灭菌或化学消毒处理,然后按感染性废物收集。

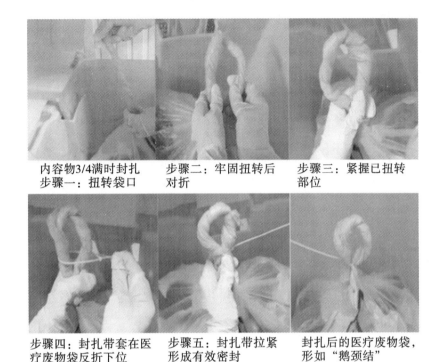

内容物3/4满时封扎
步骤一：扭转袋口

步骤二：牢固扭转后
对折

步骤三：紧握已扭转
部位

步骤四：封扎带套在医
疗废物袋反折下位

步骤五：封扎带拉紧
形成有效密封

封扎后的医疗废物袋，
形如"鹅颈结"

图4-14　医疗废物鹅颈式封扎

（三）医疗废物暂存要求

各医疗机构应设置符合要求的医疗废物暂存处。远离医疗区、食品加工区、人员活动区和生活垃圾存放场所，方便医疗废物运送人员及运送工具、车辆的出入；有严密的封闭措施，设专（兼）职人员管理，防止非工作人员接触医疗废物；有防渗漏、防鼠、防蚊蝇、防蟑螂、防盗以及预防儿童接触等安全措施；易于清洁和消毒；避免阳光直射；设有明显的医疗废物警示标志和"禁止吸烟、饮食"的警示标志。

（四）医疗废物交接

医疗废物交接分为院内交接与院外交接两个环节。

1. 院内交接　医疗机构应安排专人收集医疗废物。首先，按照规定时间到产生医疗废物科室的医疗废物暂存点（污物间），将已经按照要求封扎的医疗废物放置于密闭转运车内，并与产生科室工作人员当面交接和双签字。然后经专用路线将收集的医疗废物运送至医疗机构的医疗废物暂存处，按类别暂时存放。目前多数医院使用了智能医废管理系统，实现医疗废物院内交接转运全程可视化，每一袋医疗废物可溯源，过程数据实时上传等医疗废物全流程追溯和管理。

2.院外交接　医疗机构应选择取得资质的医疗废物集中处置单位转运和处置医疗废物,各医疗机构的医疗废物收集管理人员与医疗废物集中处置中心工作人员当面交接医疗废物并双签字。

● 【思考题】

1.根据《医疗废物分类目录》(2021 年版) 医疗废物可以分为哪几类? 请举例说明。

2.请列举至少 5 种不属于医疗废物的医疗物品。

第五章　特殊类型感染的预防与控制

第一节　经血传播病原体的常见类型及防控策略

本节PPT

🌢【学习目标】

1. 掌握医源性血源感染传染性的常见类型及判断方法。
2. 了解造成医源性血源感染的原因及控制方法。

随着输血和血制品的广泛应用,经血传播疾病日益增多。医疗机构内所有有创性操作几乎都存在病原体血源性传播的风险,由于器官移植造成的某些病毒性疾病的传播屡见报道,介入性诊疗技术的应用、免疫抑制人群的增多等,均可增加经血传播病原体感染率。

一、概念

经血传播病原体是指存在于血液及某些体液中能引起人体疾病的病原微生物,例如乙型肝炎病毒、丙型肝炎病毒、人类免疫缺陷病毒等。

血源性感染主要指病原体经血液传播造成的感染。

二、常见经血传播病原体

医疗机构内常见的经血传播感染性疾病分为传染性与非传染性两大类。传染性主要包括乙型肝炎、获得性免疫缺陷综合征、丙型肝炎、梅毒等。非传染性主要包括与血液或血液制品、血液透析腹膜透析,与内镜、口腔治疗等相关的感染,本节就传染性血源感染进行阐述。

1. HBV　是一种DNA病毒,属于嗜肝DNA病毒科,是目前两大最常见的经血传播病原体之一。特点是可在体外存活,可感染肝,通过血液接触传播,被感染者多是在几周或几个月内自身产生抗体,克服病毒,以后也不会再被感染,少数会长期携带病毒,但是乙肝抗体不能免疫丙型肝炎病毒等其他病毒。

2. HIV　是造成人类免疫系统缺陷的一种病毒,能够侵入人体的免疫系统,削弱人体对疾病的抵抗能力,导致各种疾病及癌细胞得以在人体内生存,发展到最后,可能导致艾滋病。HIV 感染发病的三个阶段:被病毒感染后,很多年都没有明显的症状;当免疫系统变弱时,显现出淋巴肿大等症状;身体无法抵抗任何疾病和感染。HIV 不会通过唾液、汗液、泪液、尿液、呕吐物等传播,因此与 HIV 携带者一起就餐、喝水、工作等不会被传染。

3. HCV　为正链 RNA 病毒,具有显著异源性和高度可变性,传播途径主要为血液传播、性传播,感染者的血液具有传播性。目前尚无疫苗可预防,但有药物可以治疗丙型肝炎。

三、常见原因与防控策略

在使用医疗设备或者手术器械直接接触患者的血液、黏膜、体液、组织等操作中,容易发生血源性病原体的传播,如血液透析、创伤性诊疗操作、外科手术、牙科手术、内镜诊疗等。

(一)常见原因

(1)区域布局、操作流程不合理,诊治传染病患者的器械未按要求专区专用。

(2)感染控制措施执行不当,违法违规操作。如重复使用一次性医疗用品、未落实手卫生、未按要求消毒灭菌医疗器械或者设备、违反无菌技术操作原则、未规范处置医疗废物等。

(3)未按照《医院感染管理办法》的规定规范实施感染监测,未及时发现感染病例和感染隐患,确诊传染病病例未在规定时间内及时上报,导致经血传播病原体扩散。

(二)防控策略

1. 标准预防　详见第四章第一节。应遵循一视同仁,即所有患者的血液、体液、分泌物、排泄物、非完整皮肤和黏膜均视为传染性。双向防护,即医护人员与患者之间,既防止疾病从患者传至医务人员,又防止疾病从医务人员传至患者。三种隔离,即针对医患之间的三种传播方式,根据传播途径在标准预防的基础上做好接触隔离、飞沫隔离、空气隔离。

2. 一次性诊疗物品"一人一用一抛弃"　根据《医院感染管理办法》(原卫生部令第48 号)和《消毒管理办法》(原国家卫生和计划生育委员会第 27 号令)规定,所有一次性使用医疗用品严禁重复使用,使用后应立即弃去。配药、皮肤试验、胰岛素注射、免疫接种应严格做到一人一针一管,特别是进行皮肤试验操作和免疫接种时,切不可只换针头而不更换注射器。不能用同一注射器向不同的患者注射肝素或对深静脉置管进行肝素封管。

一次性针灸针具严禁重复使用。一次性医疗器械和器具应符合国家有关规定,对于过期未使用的一次性医疗用品,也不得再次消毒灭菌后再使用于临床。

3. 可重复使用器械"一人一用一灭菌"　医务人员要严格遵循无菌技术操作进行诊疗操作,所用诊疗器械必须一人一用一灭菌。《医疗机构消毒技术规范》(WS/T 367—2012)规定,进入人体无菌组织、器官、腔隙或接触人体破损皮肤、黏膜、组织的诊疗器械、器具和物品应进行灭菌;接触完整皮肤、完整黏膜的诊疗器械、器具与物品应进行消毒。

诊疗活动中常见需要灭菌的器械器具有软硬式内镜的附件如活检钳、外科手术器械、穿刺针、采血器具、拔牙钳、牙周探针等。常见需要达到高水平消毒效果以上的器械器具有麻醉机管路、呼吸机管路、消化道内镜、喉镜、口腔科印模托盘、吸唾器等。

4. 及时清洁消毒诊疗场所，规范处置医疗废物　医疗机构应将所有部门与科室按风险等级划分为低、中、高度风险区域。不同风险区域应实施不同等级的环境清洁与消毒管理，详见第二章第三节。各类风险区域的环境表面一旦发生患者体液、血液、排泄物、分泌物等污染时应立即实施污点清洁与消毒。被患者体液、血液、排泄物、分泌物等污染的环境表面，应先采用可吸附的材料将其清除，再根据污染的病原体特点选用适宜的消毒剂进行消毒。严格按照医疗废物管理要求对医疗废弃物进行分类收集、规范运送，无害化处置，详见第四章第四节。

5. 因地制宜，精准防控　医疗机构每个科室都应该根据科室特点及风险制定各科室特有的感染防控操作规范，尤其对重点科室、重点环节、重点部位，应建立标准化流程，确保各项防控措施落实到位。

●【思考题】

1. 医疗机构内血源性传播病原体主要有哪些？
2. 如何预防医疗机构内血源性病原体的传播？

第二节　医疗机构水源性感染的常见类型及防控策略

本节 PPT

●【学习目标】

1. 掌握医疗机构水源性感染的防控策略。
2. 了解医疗机构水源性感染的常见类型及常见的病原体。

近年来，全球医疗机构水源性感染暴发事件层出不穷，感染的病原体多样且来源复杂，患者由于吸入含病原体的气溶胶、呛入受污染的水、直接或间接接触受污染的水，继而引起医院感染或暴发。由于感染原较为隐匿，现有的防控策略存在一定滞后性，且我国缺乏此类暴发事件的报道，对水源性感染的防控仍存在较大盲区。

一、概念

主要生长于有水环境并经污染的水引发感染的病原体，被称为水源性感染病原体，由这些病原体引起的感染称为水源性感染。

医疗机构水源性感染病原体主要为假单胞菌属，其次是军团菌、不动杆菌和分枝杆菌属等。在美国，约25%的医院感染是由水源性病原体引起，25%～45%军团菌病属于医院感染。我国的研究发现，不同 ICU 病区随机采样的水样本中有9.7%～68.1%检测出铜绿假单胞菌，14.2%～50.0%感染或定植铜绿假单胞菌的患者与环境分离出的菌株具有同源性。另一项对上海 8 所医疗机构供水系统开展的调查研究显示,87.5%的供水系统定植有军团菌。

二、医疗机构供水系统的特点

1. 水路污染 医疗机构的环境易被水源性感染病原体污染,而医疗机构中水路系统内环境的水温又十分适合微生物的生长,加之医疗机构内建筑林立、老旧比邻,其内部的水路管网系统复杂,有的老化又长期得不到维护,导致水流受阻,水流滞留,从而有利于细菌生物膜的形成。

大量有关水源性感染暴发事件的报道,涉及饮用水、水池、水龙头曝气器、淋浴房、浴盆、卫生间、透析水、洗眼站及牙椅的供水系统等。

2. 水流滞留 影响水源卫生学检测指标的因素包括供水系统中水流滞留的位置与数量,水路管网的布置(垂直与水平输送),管道内部表面的完整性,水管材料的老化,以及管道内表面固体沉积物的形成。

污染物不仅可以经供水系统运送,还可以经水龙头和淋浴龙头,以微生物的气溶胶形式传播,并污染周围的环境表面。而医院的环境最有利于微生物的生长。有研究表明,只要提供少量的基质就可以满足细菌生长的营养需求,如果在 1 mL 的水中只有1/10 亿含量的有机物,就可以为大约 9500 个细菌生长提供养料。由此可见,医疗机构的供水系统是微生物生长的绝佳场所。

3. 外源污染 医疗机构水源污染还包括外源性的方式,有实验证明,清洗污染的抹布可以将铜绿假单胞菌转移至水龙头,导致后续用水的污染。

4. 生物膜 当某个区域内的供水系统处于停止状态时,水管内的压力为零,水中的微生物便会沉积下来,并附着于水路管道的内壁,尤其是在水流受阻流动相对困难的位置形成生物膜。一旦水管内部形成生物膜,水源的持续污染就难以避免了。美国国立卫生研究院估计,在 1999 年,美国发生的水源性细菌感染中,超过 65%与细菌生物膜有关,到了 2013 年升至 80%。

生物膜是一个逐步形成的过程,起初,有单个细菌沉积在水管内表面,并适应了周围的环境,单个细胞便繁殖形成微小菌落,多个微小菌落融合便形成初级阶段的生物膜。此刻生物膜与表面的附着力是比较疏松的,通常采用清洗方法就容易将其清除掉。但随着时间的推移,生物膜逐渐趋于成熟,约 1 周后便牢固地附着于水管内表面。此刻,一般的清洗方法便无能为力了。当生物膜内部细胞繁殖到一定数量,生物膜胞外聚合物基质便"打开",细胞"流出"膜外。悬浮于水中的细胞部分随着水流被传播到新的地点,部分再次沉积,开始一个新生物膜的形成周期。

三、医疗机构水源性感染的特点

(一)水源性微生物特点

1. 感染类型多样 医疗机构水源性感染涉及众多病原微生物,感染的类型包括血流感染、肺炎和散播性疾病。处于水源性感染风险中的患者主要为血液科、肿瘤、移植、免疫损伤、ICU、NICU、烧伤,以及术中/术后患者等。

2.病原体多样　医疗机构水源性感染病原体主要包括细菌、真菌和病毒。

细菌:军团菌属、非结核分枝杆菌、假单胞菌属、不动杆菌属、沙雷菌属、寡养单胞菌属、肠杆菌属、克雷伯菌属、产碱杆菌属、伯克霍尔德菌属、盐单胞菌、苍白杆菌属、金黄杆菌属、脑膜脓霉性菌、鞘氨醇杆菌属等。

真菌:曲霉菌、毛霉菌、镰刀菌等。

病毒:由病毒所引起的水源性暴发案例较为少见,目前仅见零星诺如病毒感染暴发报道。

(二)医疗机构水源性感染的三个重要环节

1.污染的水源　如水源水的污染,消毒不当导致残留微生物存活;二次供水管理不当,造成水源的微生物污染;医疗用水制备环节、日常管理失误导致微生物检测指标超标;供水系统年久失修,或水路工程改造造成管道渗漏,导致微生物污染;医院内部水路设计不科学,造成水的滞留区域,甚至某处供水区域长期停用,也可以导致该区域管道中的水处于滞留,有利于残留细菌在此沉积,逐步形成细菌生物膜;使用不当,医务人员洗手与倾倒患者体液合用一个水池,造成出水口处的污染等原因。

2.感染途径　医疗机构水源性感染主要包括直接传播与间接传播两种方式。直接传播包括易感患者以吸入和食入的方式感染,如淋浴产生的军团菌气溶胶,容易被患者吸入感染,饮用污染的水所引发患者的腹泻。间接传播包括医务人员采用污染的水源洗手后,再接触患者或患者创面所造成的感染。间接传播的另一种常见方式是复用的医疗器械经过高水平消毒,或液体灭菌剂的灭菌后,采用污染的终末漂洗水进行漂洗,造成医疗器械的二次污染,从而引发的感染传播。

3.易感患者　免疫缺陷患者、危重患者、新生儿等免疫力低下者。

四、医疗机构水源性感染的常见类型与防控策略

医疗机构水源性感染常见的感染原包括设备运行用水(如体外循环冷热交换机、空调/冷却塔、装饰性喷泉、加湿器、暖箱、呼吸机管道、湿化瓶等)、治疗用水(如口腔科水路、透析用水、内镜漂洗水、制冰机、冰块、雾化器等)、生活用水(如洗浴、水龙头、水槽、饮用水、供水系统等)。

(一)与口腔用水相关的感染

口腔综合治疗台水系统污染主要有几方面原因:一是口腔供水系统水路直径小,液体流动缓慢、治疗时的间歇性使用,导致系统中的水相对静止易造成原水细菌繁殖;二是治疗过程中,牙科手机回吸含有患者血液、唾液等冷却水到管路系统中;三是综合治疗台供水系统构成复杂,难以拆洗消毒。

研究显示我国口腔用水的污染情况不容乐观,一项对上海市 187 家医疗机构的口腔科综合治疗台治疗用水抽样检测现实,卫生质量平均总合格率仅为 62.87% ,三级医院合

格率仅为 50.23%,其中口腔科治疗用水的水源水、管道水、漱口水、冲洗水和手机出口水中,手机出口水合格率最低,仅为 52.97%。

防控策略主要为:采用独立的供水系统,对供水系统进行常态化清洁;使用无菌水或消毒液对供水管路进行冲洗;安装消毒设备时,要在安装前先消除水道中已经形成的生物膜;每位患者治疗前或实施治疗后对口腔综合治疗台冲洗 20~30 s,以便将回吸的污染物充分排出;安装防回吸阀,靠近口腔器械端,安装生物微细过滤器。

(二)与水槽及水龙头相关的感染

水槽定植菌可伴随水滴飞溅而传播至医护人员的手部,造成短暂的定植,再污染水槽周边的清洁物品等。有研究显示,在医务人员洗手时,水池下水道的污染物能喷溅到水池外 1 m 以上距离,由于水槽污染周边放置的清洁物品导致重症单元的铜绿假单胞菌医院感染暴发事件。

水龙头的起泡或发泡器是水源性微生物的主要积蓄部位,电子水龙头和阀门过长会导致水流滞留,形成生物膜,部分电子水龙头管路存在非金属部件,也会增加生物膜形成风险,造成出水污染。

防控策略主要为医疗机构洗手水槽和处置废液的水槽应分开设置,定期对水槽进行清洁消毒,改造水槽设计避免喷溅;对高危科室的水龙头起泡器常规筛查和消毒,或者永久移除所有的起泡器,警惕电子水龙头更易引起水源性医院感染的暴发。

(三)与医疗机构供水系统相关的感染

医院饮用水被认为是许多感染暴发的感染原,饮用水并非无菌,我国饮用水标准为菌落数小于 100 CFU/mL,且不得检出大肠埃希菌。由饮用水引起医院感染的常见方式为使用饮用水对设备(如患者自行使用、单人次使用的雾化器、加湿器等)进行冲洗造成污染,随即引起的医院感染。

同时,储水设备的污染情况也不容忽视,一项对医院手术室储水式热水器(用于术前洗手)采样检测显示,水中微生物超标率达 62.5%。将储水式热水器水温调整至 75 ℃后,与冷水混合供应水处采集水标本的微生物超标率仍有 51.4%。对热水器内胆彻底清洗消毒后,以 80 ℃热水与冷水混合使用,或在夏季直接使用市政供应自来水,微生物检测方才合格。

防控策略主要为提高出水口水温,宜超过 51 ℃;控制管路内水流速度、温度等,避免因温度失控、流速减慢或停滞等原因引发的微生物在供水管道内的定植和繁殖;定期监测水源重点微生物数量;使用紫外线、热灭活(≥60 ℃)、氯化或铜银离子化等方式对供水系统进行消毒;在出现停水、供水系统故障或感染暴发等突发事件及对供水管路实施维修、保养后,彻底冲洗管道以避免水路污染。

◆【思考题】

1. 医疗机构内的水源性感染主要的病原体包括哪些?

2. 请思考,水源与出水口污染可能性更高的原因是什么?

3.请简述,为什么水龙头起泡器会成为细菌积蓄的部位?

第三节 突发公共卫生事件中医院感染的预防与控制

本节PPT

♦ 【学习目标】

1.掌握医疗机构发生突发公共卫生事件后的处置方法。

2.了解突发公共卫生事件的定义、特征、主要类型、分级等。

一、概念

(一)突发公共卫生事件的定义

突发公共卫生事件是指突然发生,造成或者可能造成社会公众健康严重损害的重大传染病疫情、群体性不明原因疾病、重大食物和职业中毒以及其他严重影响公众健康的事件。

(二)突发公共卫生事件的特征

一是,它是突然发生的,是突如其来的,一般来讲,是不易预测的事件;二是,事件具有公共卫生的属性,它针对的不是特定的人,而是不特定的群体;三是,突发事件对公众健康的损害和影响要达到一定的程度。即我们判断一个发生了的事件是否为突发事件,除了要看其是否具备前两个特征外,还要看该事件是不是属于已经对社会公众健康造成严重损害的事件,或者从发展的趋势看,属于可能对公众健康造成严重影响的事件。

(三)突发公共卫生事件的主要类型

1.重大的传染病疫情 传染病在集中的时间、地点发生,导致大量的传染病患者出现,其发病率远远超过平常的发病水平。

2.群体性不明原因的疾病 在一定时间内,某个相对集中的区域内同时或者相继出现多个共同临床表现患者,又暂时不能明确诊断的疾病。这种疾病可能是传染病,可能是群体性癔症,也可能是某种物质中毒。

3.重大食物和职业中毒 由于吞服、吸入有毒物质,或有毒物质与人体接触所产生的有害影响。重大食物和职业中毒事件是指由于食物和职业的原因而发生的人数众多或者伤亡较重的中毒事件。

4.自然灾害 如地震、火山爆发、泥石流、台风、洪涝等的突然袭击。

5.有毒有害因素污染 造成群体中毒,如核污染。

6.意外事故 意外事故引起死亡,如大型车祸、飞机坠毁等。

二、突发公共卫生事件的分级

根据突发公共卫生事件的性质、危害程度、涉及范围,突发公共卫生事件可划分为四级:特别重大(Ⅰ级)、重大(Ⅱ级)、较大(Ⅲ级)和一般(Ⅳ级)。

1. 特别重大(Ⅰ级)突发公共卫生事件

(1)肺鼠疫、肺炭疽在大、中城市发生,并有扩散趋势,或肺鼠疫、肺炭疽疫情波及两个以上的省份,并有进一步扩散的趋势。

(2)发生传染性非典型肺炎、人感染高致病性禽流感病例,并有扩散趋势。

(3)涉及多个省份的群体性不明原因疾病,并有扩散趋势。

(4)发生新传染病,或我国尚未发现的传染病的发生或传入,并有扩散趋势,或发现我国已消灭的传染病的重新流行。

(5)发生烈性病菌株、毒株、致病因子等丢失事件。

(6)周边以及与我国通航的国家和地区发生特大传染病疫情,并出现输入性病例,严重危及我国公共卫生安全的事件。

(7)国务院卫生行政部门认定的其他特别重大突发公共卫生事件。

2. 重大(Ⅱ级)突发公共卫生事件

(1)在一个县(市)行政区域内,一个平均潜伏期内(6 d)发生 5 例以上肺鼠疫、肺炭疽病例,或者相关联的疫情波及 2 个以上的县(市)。

(2)发生传染性非典型肺炎、人感染高致病性禽流感疑似病例。

(3)腺鼠疫发生流行,在一个市(地)行政区域内,一个平均潜伏期内多点连续发病 20 例以上,或流行范围波及 2 个以上市(地)。

(4)霍乱在一个市(地)行政区域内流行,1 周内发病 30 例以上,或波及 2 个以上市(地),有扩散趋势。

(5)乙类、丙类传染病波及 2 个以上县(市),1 周内发病水平超过前 5 年同期平均发病水平 2 倍以上。

(6)我国尚未发现的传染病发生或传入,尚未造成扩散。

(7)发生群体性不明原因疾病,扩散到县(市)以外的地区。

(8)发生重大医源性感染事件。

(9)预防接种或群体预防性服药出现人员死亡。

(10)一次食物中毒人数超过 100 人并出现死亡病例,或出现 10 例以上死亡病例。

(11)一次发生急性职业中毒 50 人以上,或死亡 5 人以上。

(12)境内外隐匿运输、邮寄烈性生物病原体、生物毒素造成我境内人员感染或死亡的。

(13)省级以上人民政府卫生行政部门认定的其他重大突发公共卫生事件。

3. 较大(Ⅲ级)突发公共卫生事件

(1)发生肺鼠疫、肺炭疽病例,一个平均潜伏期内病例数未超过 5 例,流行范围在一个县(市)行政区域以内。

(2)腺鼠疫发生流行,在一个县(市)行政区域内,一个平均潜伏期内连续发病 10 例以上,或波及 2 个以上县(市)。

(3)霍乱在一个县(市)行政区域内发生,1 周内发病 10~29 例,或波及 2 个以上县(市),或市(地)级以上城市的市区首次发生。

(4)一周内在一个县(市)行政区域内,乙、丙类传染病发病水平超过前 5 年同期平均发病水平 1 倍以上。

(5)在一个县(市)行政区域内发现群体性不明原因疾病。

(6)一次食物中毒人数超过 100 人,或出现死亡病例。

(7)预防接种或群体预防性服药出现群体心因性反应或不良反应。

(8)一次发生急性职业中毒 10~49 人,或死亡 4 人以下。

(9)市(地)级以上人民政府卫生行政部门认定的其他较大突发公共卫生事件。

4. 一般(Ⅳ级)突发公共卫生事件

(1)腺鼠疫在一个县(市)行政区域内发生,一个平均潜伏期内病例数未超过 10 例。

(2)霍乱在一个县(市)行政区域内发生,1 周内发病 9 例以下。

(3)一次食物中毒人数 30~99 人,未出现死亡病例。

(4)一次发生急性职业中毒 9 人以下,未出现死亡病例。

(5)县级以上人民政府卫生行政部门认定的其他一般突发公共卫生事件。

三、突发公共卫生事件中医院感染的防控

医院作为突发公共卫生事件应急管理体系的一员,需要与其他相关部门保持良好的沟通。医院可以组织各类资源,在交通、公安等部门的配合下,突发公共卫生事件出现后快速开展救援工作。在处理突发公共卫生事件方面,医院需要在预防为主的原则下做好日常监测,通过数据确定疾病传播来源、传播原因、传播方式,划分危险人群。基于疾病会有大规模传播的可能性,医院要做好消毒、治疗、人员防护、预防等方面的工作。

医院既是疾病诊治的重要场所,也是疾病暴发传播的重要场所,是防控体系中的重中之重,因此,在突发公共卫生事件中,做好医院感染预防与控制是非常有必要的。在突发公共卫生事件处理方面,医院需要基于统一指挥、分级管理的原则,对突发公共卫生事件进行控制。突发公共卫生事件出现较为突然,医院要快速采取行动,协调各方人力与资源,从而才能在短时间内处理事件,防止事件持续恶化。

突发重大公共卫生事件可以分为发生前、发生中和发生后三个阶段分别进行应急处理,医院感染控制在前期的预防、中期的监测、后期的防反扑三个阶段都是需要重视的。

尤其对于突发重大传染性疾病,"四早"策略"早发现、早报告、早隔离、早治疗"是防控的重要手段,是提升精准防控效能的重要保障,也是应急指挥实践应当遵循的重要原则。对于医疗机构而言,第一个层次"早发现、早报告"——"重监测",在突发公共事件的预防与准备环节部分占据重要地位,发现与报告的及时性是控制院内感染的前提,是防止医院感染事件暴发的关键。第二个层次"早隔离、早治疗"——"重收治"。收治工作是医院感染控制的重心。在突发公共卫生事件中,为了能够控制和消除感染原并切断一切可能的传播途径,隔离已成为突发公共卫生事件发生时的重要措施,它也是控制医院感染的最直接核心的环节。监测和收治都是院内风险控制的重要组成部分,负责风险

管理工作的不同方面、不同环节。发现和报告控制事件前期,尽量遏制危机的发生,把影响降到最小。隔离和治疗影响事件中后期,目的是最大限度地弥补已经造成的危害。

处理突发公共卫生事件时,医院需要提高领导人员在事件控制方面的能力,选择统一的指挥方法,由此在突发公共卫生事件处置中快速组织资源、解决各类问题。在人员工作职责的划分方面,医院应该根据工作内容以及工作难度,合理地划分工作任务,以制度的方式对工作人员进行监管,确保每名人员清楚自身承担的工作任务、严格按照要求落实岗位任务,由此提高医院在处理突发公共卫生事件方面的能力。

突发公共卫生事件的防控工作应该基于预防为主的原则,建立预警监测机制,这是医院在突发公共卫生事件处置方面的有效方法。同时需要建立组织培训例会制度,通过制度体系约束医务人员的行为,使其更好地完成岗位的工作职责;更要建立完善的应急报告制度和预警监测体系,设置应对突发公共卫生事件的组织机构。

♦【思考题】

1. 出现突发公共卫生事件后,医院该如何进行防控?

2. 突发公共卫生事件能否完全预防?

主要参考文献

[1]曹务春.流行病学:第二卷[M].3 版.北京:人民卫生出版社,2015.

[2]李六亿,刘玉村.医院感染管理学[M].北京:北京大学医学出版社,2010.

[3]倪语星,张祎博,糜琛蓉.医院感染防控与管理[M].2 版.北京:科学出版社,2016.

[4]中华人民共和国国家卫生健康委员会.医院隔离技术标准:WS/T 311—2023[S/OL].北京:中华人民共和国国家卫生健康委员会,2023. http://www. nhc. gov. cn/wjw/s9496/202309/73a9419d13fa46e9975bdb2472837ade. shtml.

[5]姚光弼.上海市 1988 年甲型肝炎暴发流行学术报告会概况[J].中华内科杂志,1989,8(4):248-249.

[6]克利福德·皮寇弗.医学之书[M].重庆:重庆大学出版社,2023.

[7]中华人民共和国国家卫生健康委员会.医院感染监测标准:WS/T 312—2023[S/OL].北京:中华人民共和国国家卫生健康委员会,2023. http://www. nhc. gov. cn/wjw/s9496/202309/432d0f9af63443e890019af57afaf853. shtml.

[8]中华人民共和国国家卫生健康委员会.医院感染监测标准[S].北京:中华人民共和国国家卫生健康委员会,2023. http://www. nhc. gov. cn/yzygj/s3593/200804/e19e4448378643a09913ccf2a055c79d. shtml.

[9]中华人民共和国卫生部.医院感染诊断标准(试行)[S/OL].北京:中华人民共和国卫生部,2001. http://www. nhc. gov. cn/yzygj/s3593/200804/e19e4448378643a09913ccf2a055c79d. shtml.

[10]全国医院感染监控网.2020 年全国医院感染横断面调查报告[EB/OL]. http://oa. yygr. cn/

[11]SHELLEY S MAGILL, ERIN O'LEARY, SARAH J JANELLE, et al. Changes in prevalence of health care-associated infections in U. S. hospitals[J]. N Engl J Med,2018,379(18):1732-1744.

[12]国家卫生和计划生育委员会.医疗机构内通用医疗服务场所的命名[S].北京:中国建筑工业出版社,2016.

[13]中华人民共和国住房和城乡建设部,中华人民共和国国家质量监督检验检疫总局.《综合医院建筑设计规范》[S].北京:中国建筑工业出版社,2014.

[14]中华人民共和国国家卫生和计划生育委员会.病区医院感染管理规范:WS/T 510—2016[S/OL].北京:中华人民共和国国家卫生和计划生育委员会,2016. http://www. nhc. gov. cn/fzs/s7852d/201701/b11cdd47e5624d698f0d1f3e25e0c9b8. shtml.

[15]中华人民共和国国家卫生和计划生育委员会.重症监护病房医院感染预防与控制规范:WS/T 509—2016[S/OL].北京:中华人民共和国国家卫生和计划生育委员会,2016. http://www. nhc. gov. cn/fzs/s7852d/201701/b11cdd47e5624d698f0d1f3e25e0c9b8. shtml.

［16］中华人民共和国国家卫生和计划生育委员会. 口腔器械消毒灭菌技术操作规范：WS/T 506—2016［S/OL］. 北京：中华人民共和国国家卫生和计划生育委员会，2016. http：//www. nhc. gov. cn/fzs/s7852d/201701/b11cdd47e5624d698f0d1f3e25e0c9b8. shtml.

［17］中华人民共和国国家卫生和计划生育委员会. 软式内镜清洗消毒技术规范：WS/T 507—2016［S/OL］. 北京：中华人民共和国国家卫生和计划生育委员会，2016. http：//www. nhc. gov. cn/fzs/s7852d/201701/b11cdd47e5624d698f0d1f3e25e0c9b8. shtml.

［18］中华人民共和国卫生部. 内镜清洗消毒技术操作规范［S/OL］. 北京：中华人民共和国卫生部，2004. http：//www. nhc. gov. cn/yzygj/s3593/200804/e961396c839445ebb59bc76728dba7ca. shtml.

［19］中华人民共和国卫生部. 医疗机构消毒技术规范：WS/T 367-2012［S/OL］. 北京：中华人民共和国卫生部，2004. http：//www. nhc. gov. cn/fzs/s7852d/201204/2a75e255894a4b28827bb996def3cf02. shtml.

［20］陈燕. 医院感染预防与控制［M］. 北京：中国中医药出版社，2013.

［21］中华医学会呼吸病学分会感染学组. 中国成人医院获得性肺炎与呼吸机相关性肺炎诊断和治疗指南（2018 年版）［J］. 中华结核和呼吸杂志，2018，41（4）：255-280.

［22］中华人民共和国卫生部. 导尿管相关尿路感染预防与控制技术指南（试行）［S］. 北京：中华人民共和国卫生部，2010. https：//www. cn - healthcare. com/articlewm/20220819/content-1420670. html.

［23］中华人民共和国卫生部. 导管相关血流感染预防与控制技术指南（试行）［S］. 北京：中华人民共和国卫生部，2010. https：//www. cn-healthcare. com/articlewm/20210331/content-1205054. html.

［24］国家卫生健康委. 血管导管相关感染预防与控制指南（2021 年版）［S/OL］. 北京：中华人民共和国国家卫生健康委员会，2021. http：//www. nhc. gov. cn/yzygj/s7659/202103/dad04cf7992e472d9de1fe6847797e49. shtml.

［25］中华人民共和国国家卫生和计划生育委员会. 抗菌药物临床应用指导原则（2015 年版）［S/OL］. 北京：中华人民共和国国家卫生和计划生育委员会，2015. http：//www. nhc. gov. cn/yzygj/s3593/201508/c18e1014de6c45ed9f6f9d592b43db42. shtml.

［26］中华人民共和国卫生部. 外科手术部位感染预防与控制技术指南（试行）［S］. 北京：中华人民共和国卫生部，2021. https：//www. gov. cn/gzdt/2010 - 12/14/content_1765450. htm.

［27］WHO. Global Guidelines for the Prevention of Surgical Site Infection［R］. Geneva：World Health Organization，2018.

［28］SANDRA I BERRíOS-TORRES，CRAIG A UMSCHEID，DALE W BRATZLER，et al. Centers for disease control and prevention guideline for the prevention of surgical site infection，2017［J］. JAMA Surg，2017，152（8）：784-791.

［29］张慧慧，胡倩. 中医院中医诊疗技术相关感染现状调查与管理对策［J］. 中医药管理杂志，2022，30（5）：52-54.

[30]国家中医药管理局.中医医疗技术相关感染预防与控制指南(试行)[S].北京:国家中医药管理局,2017.

[31]中华人民共和国卫生部.抗菌药物临床应用管理办法[S/OL].北京:中华人民共和国卫生部,2012.http://www.nhc.gov.cn/wjw/c100022/202201/8fcae32c3f1f467eb795ee816e2387d6.shtml.

[32]胡必杰,高晓东,韩玲样,等.医院感染预防与控制标准操作规程[M].上海:上海科学技术出版社,2010.

[33]倪语星,王金良,徐英春,等.病原学检查标本采集、运送和保存规范[M].上海:上海科学技术出版社,2006.

[34]中华预防医学会医院感染控制分会,中华医学会感染病学分会,中国医院协会医院感染管理专业委员会,等.中国碳青霉烯耐药革兰氏阴性杆菌(CRO)感染预防与控制技术指引[J].中华医院感染学杂志,2019,29(13):2075-2080.

[35]李立明,王建华.流行病学:第一卷[M].3版.北京:人民卫生出版社,2015.

[36]肖荣.预防医学[M].4版.北京:人民卫生出版社,2019.

[37]汪能平.医院感染病诊断[M].北京:人民卫生出版社,2016.

[38]付强,吴安华.医院感染防控质量管理与控制实务[M].北京:人民卫生出版社,2019.

[39]William R.Jarvis.Bennett & Brachman 医院感染[M].胡必杰,陈文森,高晓东,等,译.上海:上海科学技术出版社,2016.

[40]国务院应对新型冠状病毒肺炎疫情联防联控机制综合组.医疗机构内新型冠状病毒感染预防与控制技术指南(第三版)[S/OL].北京:国务院应对新型冠状病毒肺炎疫情联防联控机制综合组,2021.http://www.nhc.gov.cn/yzygj/s7659/202109/c4082ed2db674c6eb369dd0ca58e6d30.shtml.

[41]国家卫生健康委.医务人员手卫生规范:WS/T 313—2019[S/OL].北京:中华人民共和国国家卫生健康委员会,2019.http://www.nhc.gov.cn/wjw/s9496/202002/dbd143c44abd4de8b59a235feef7d75e.shtml.

[42]国家市场监督管理总局,中国国家标准化管理委员会.医用一次性防护服技术要求[S].北京:中国标准出版社,2011.

[43]中华人民共和国卫生部.血源性病原体职业接触防护导则[S/OL].北京:中华人民共和国卫生部,2009.http://www.nhc.gov.cn/fzs/s7852d/200903/c27bc524eafc483387d139d9b2a1c909.shtml.

[44]中华人民共和国卫生部.医疗废物管理条例[S/OL].北京:中华人民共和国卫生部,2003.http://www.nhc.gov.cn/wjw/flfg/200804/31d39591e46447cab6fa9e3884c9aa26.shtml.

[45]中华人民共和国卫生部.医疗卫生机构医疗废物管理办法[S/OL].北京:中华人民共和国卫生部,2003.http://www.nhc.gov.cn/wjw/c100022/202201/e437f488028f460c9224462b525cef51.shtml.

［46］国家卫生健康委,生态环境部.医疗废物分类目录(2021 年版)［S/OL］.北京:中华人民共和国国家卫生健康委,生态环境部,2021. http://www. nhc. gov. cn/yzygj/s7659/202111/a41b01037b1245d8bacf9acf2cd01c13. shtml.

［47］国家环境保护总局,卫生部.医疗废物专用包装袋、容器和警示标志标准:HJ 421－2008［S］.北京:中国环境科学出版社,2008.

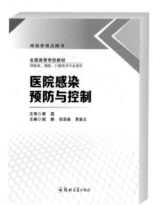

河南省重点图书

全国高等学校教材
供临床、预防、口腔医学专业使用

医院感染
预防与控制

主审○郭 磊
主编○阎 颖 张思森 贾美云

郑州大学出版社

ISBN 978-7-5773-0372-7

9 787577 303727 >

定价：29.00元